어르신 기억력 강화를 위한

색칠공부

그때 그시절

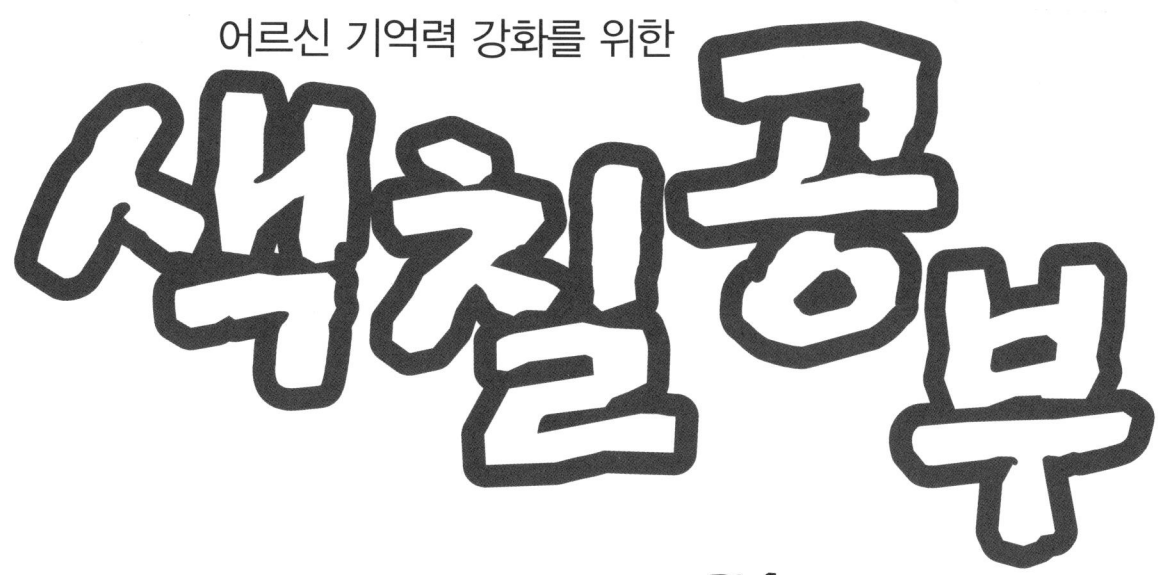

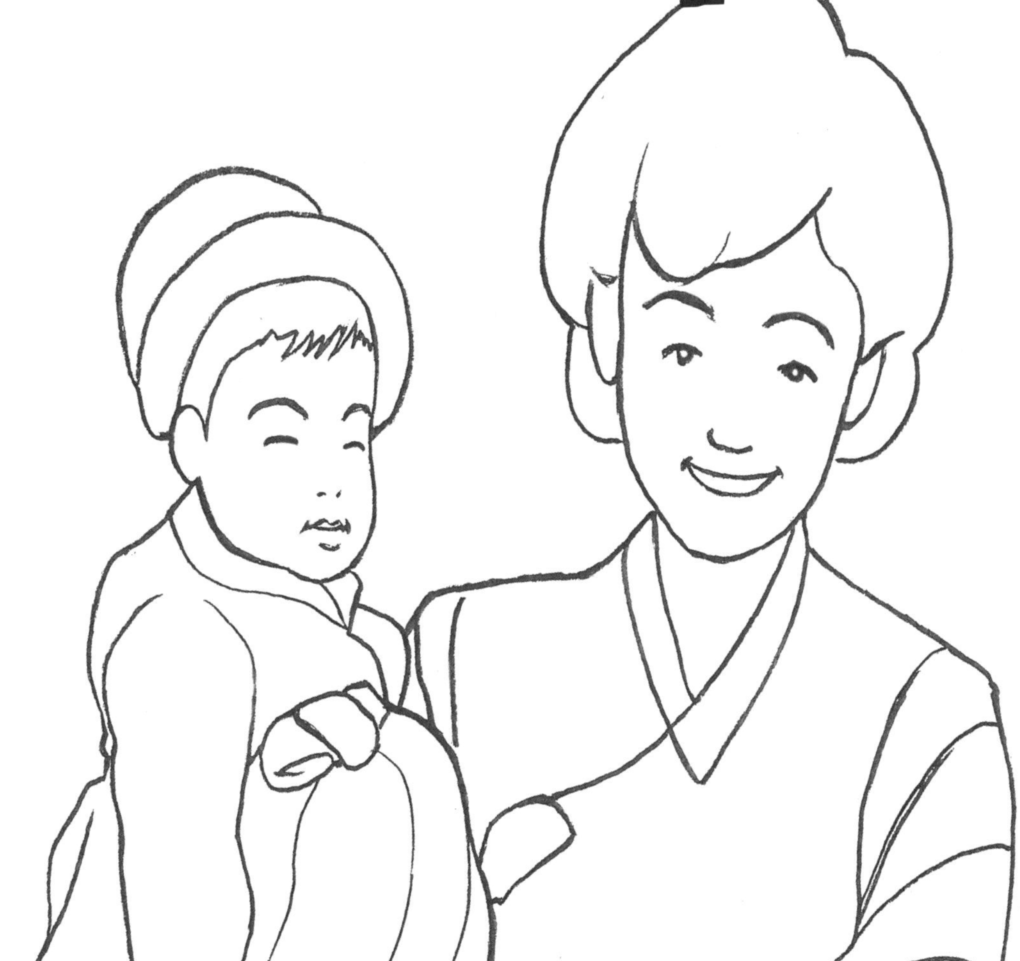

지오마노아

목차

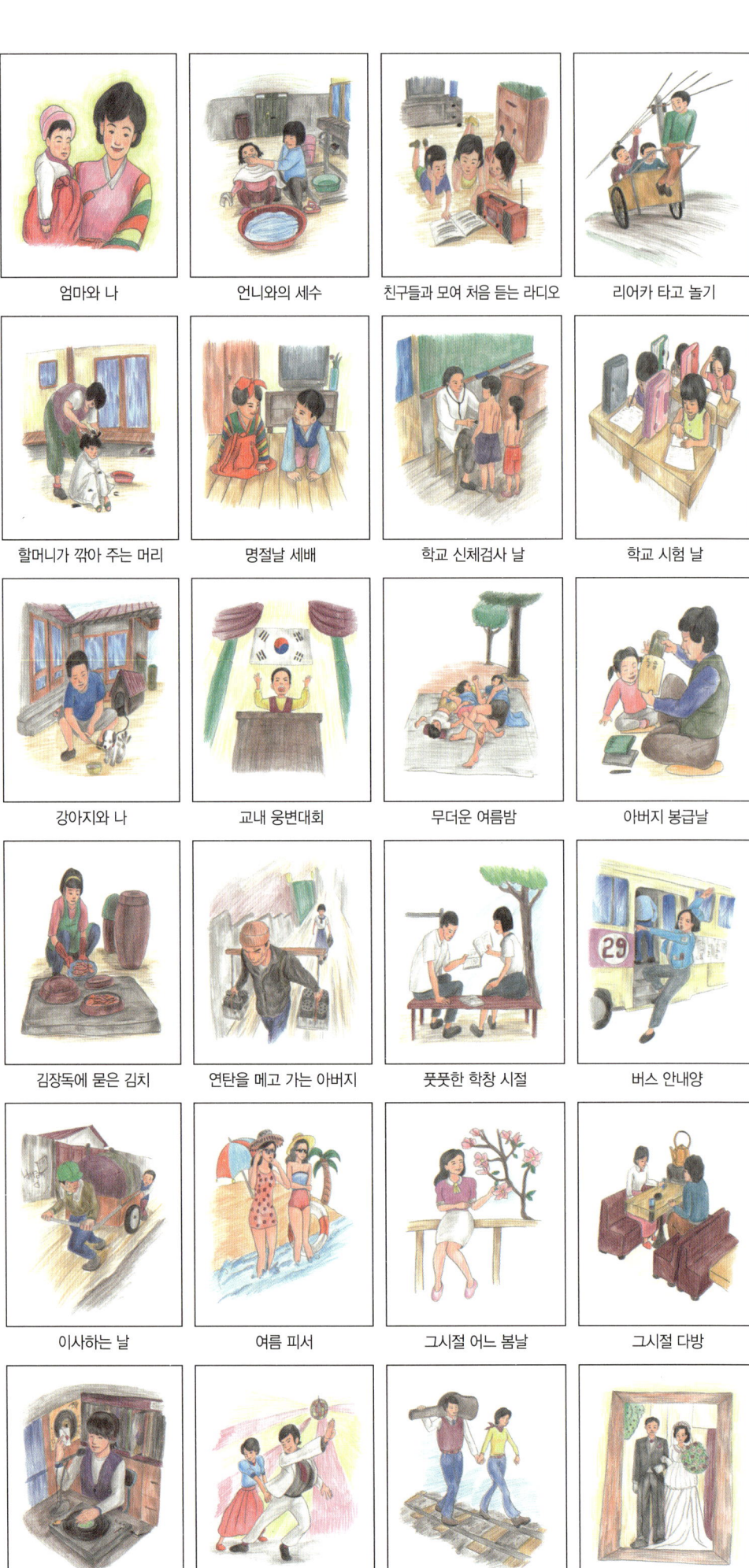

엄마와 나 / 언니와의 세수 / 친구들과 모여 처음 듣는 라디오 / 리어카 타고 놀기

할머니가 깎아 주는 머리 / 명절날 세배 / 학교 신체검사 날 / 학교 시험 날

강아지와 나 / 교내 웅변대회 / 무더운 여름밤 / 아버지 봉급날

김장독에 묻은 김치 / 연탄을 메고 가는 아버지 / 풋풋한 학창 시절 / 버스 안내양

이사하는 날 / 여름 피서 / 그시절 어느 봄날 / 그시절 다방

음악다방 DJ / 쌍쌍파티 / 기찻길 데이트 / 결혼 사진

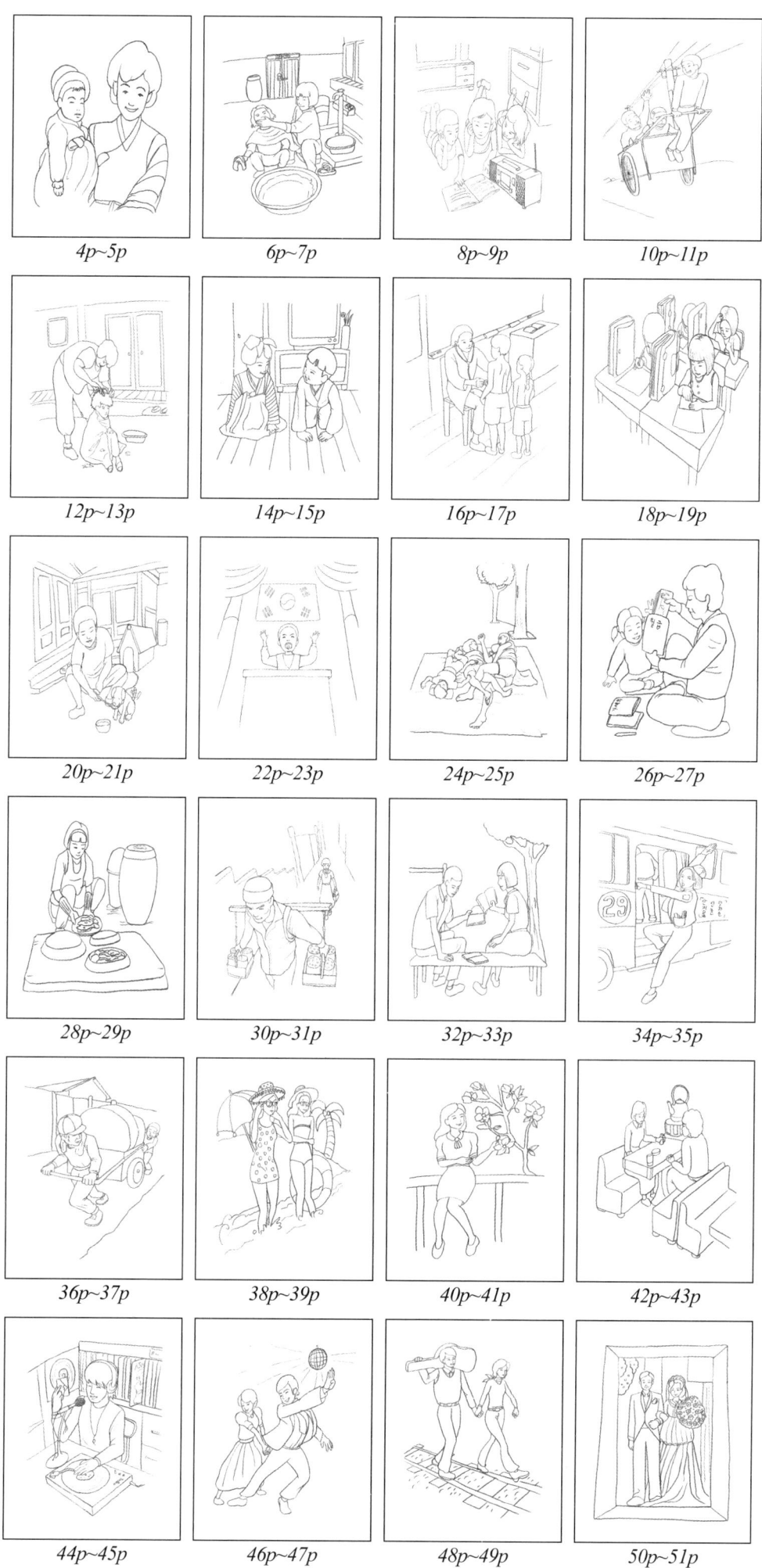

엄마와 나

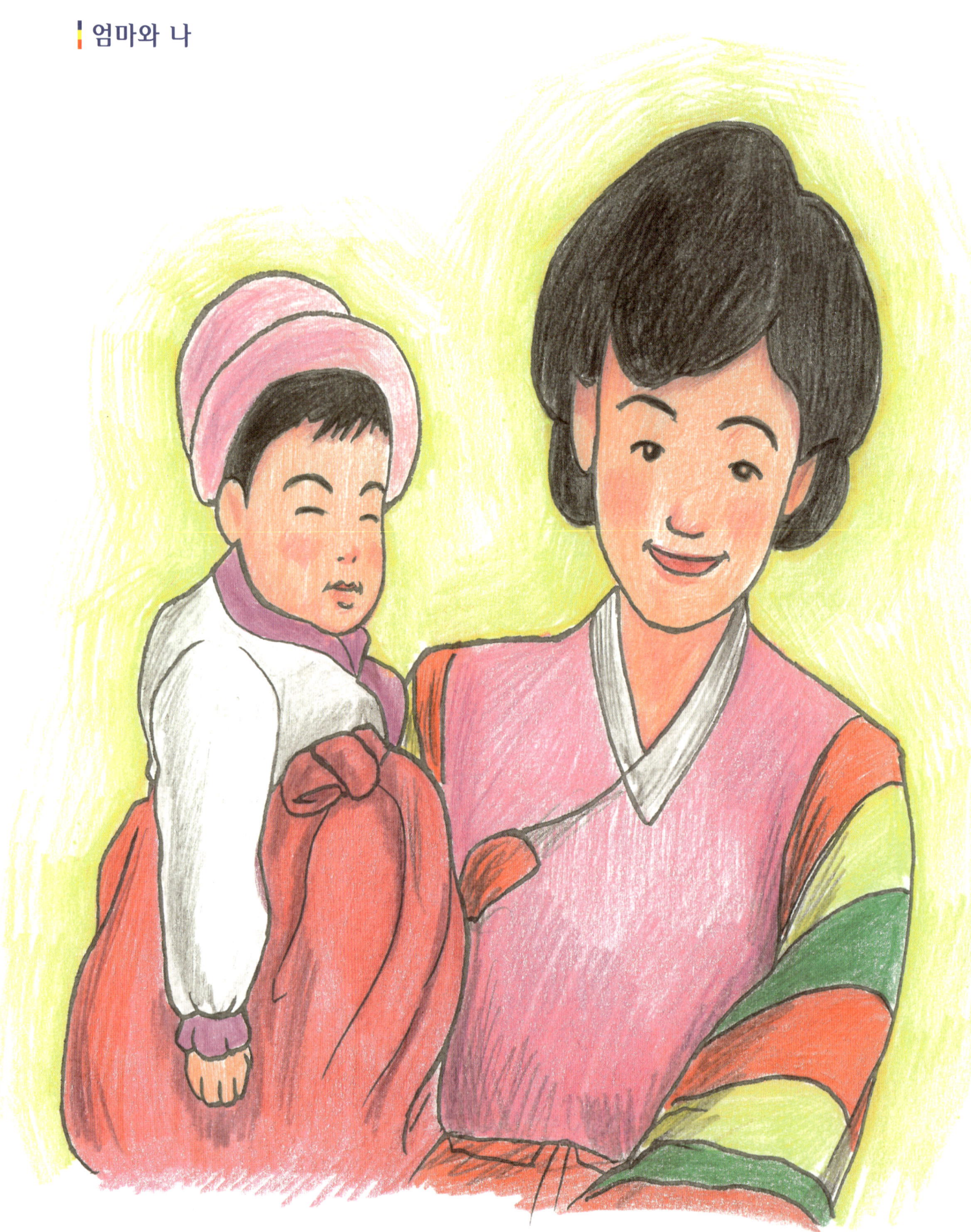

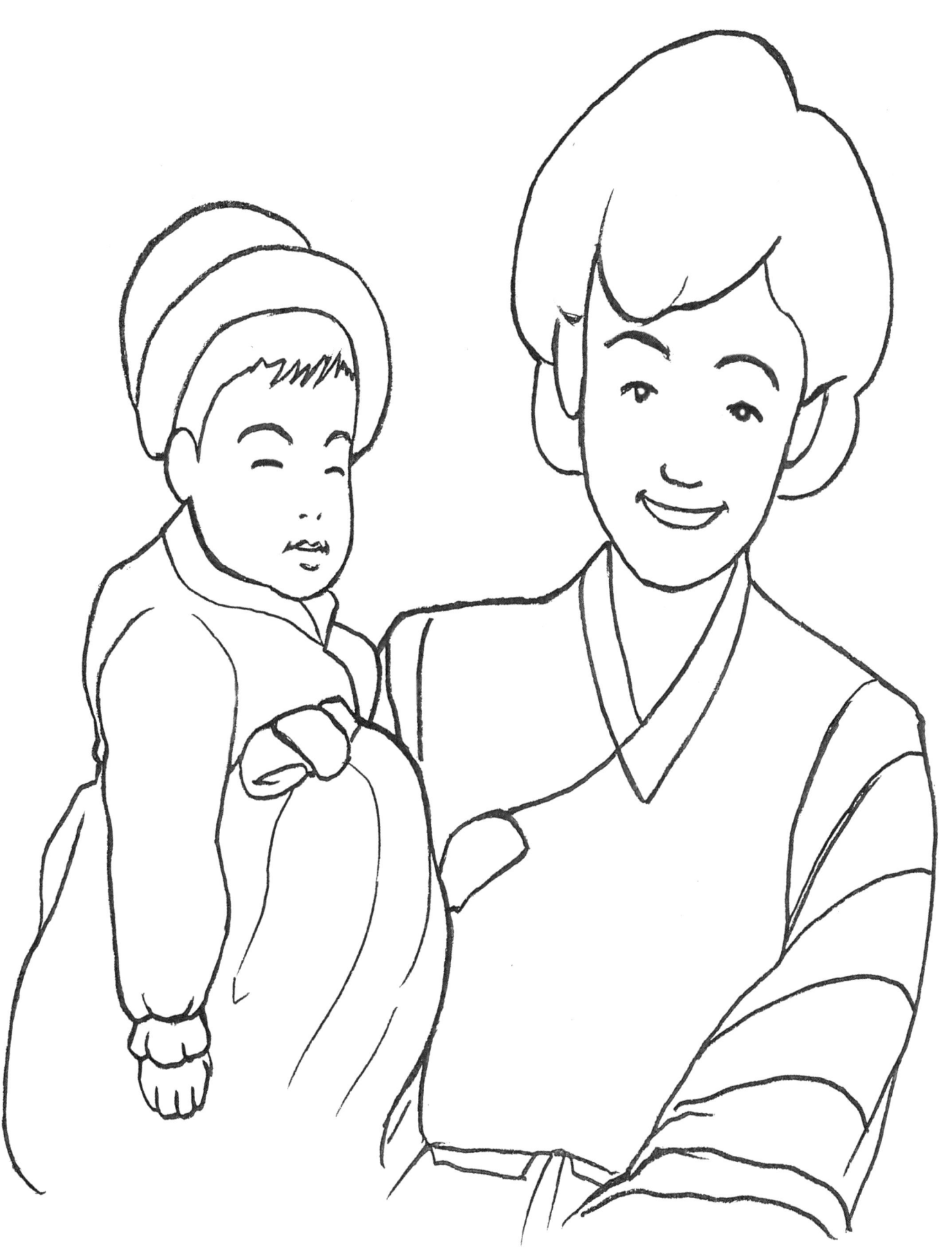

언니와의 세수

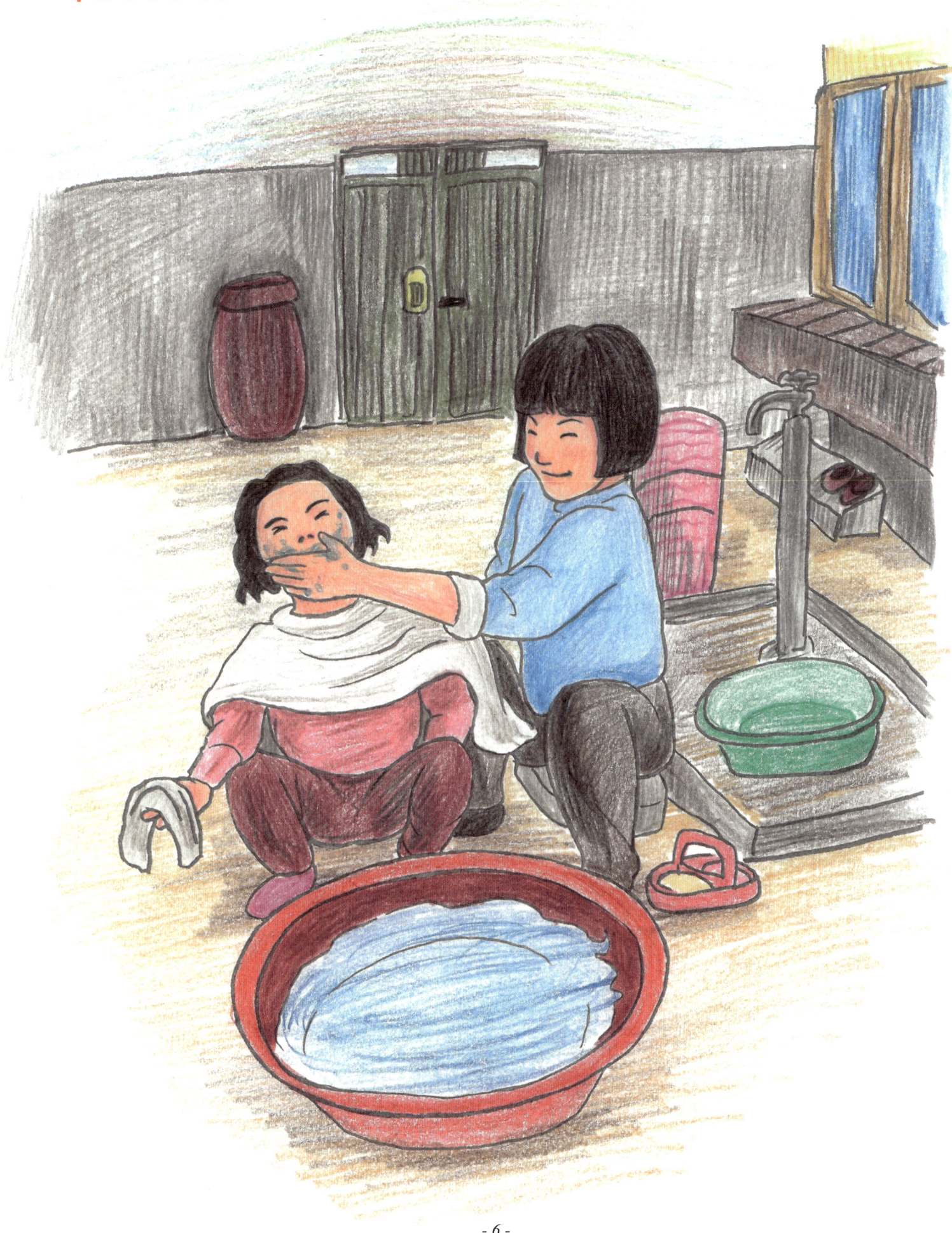

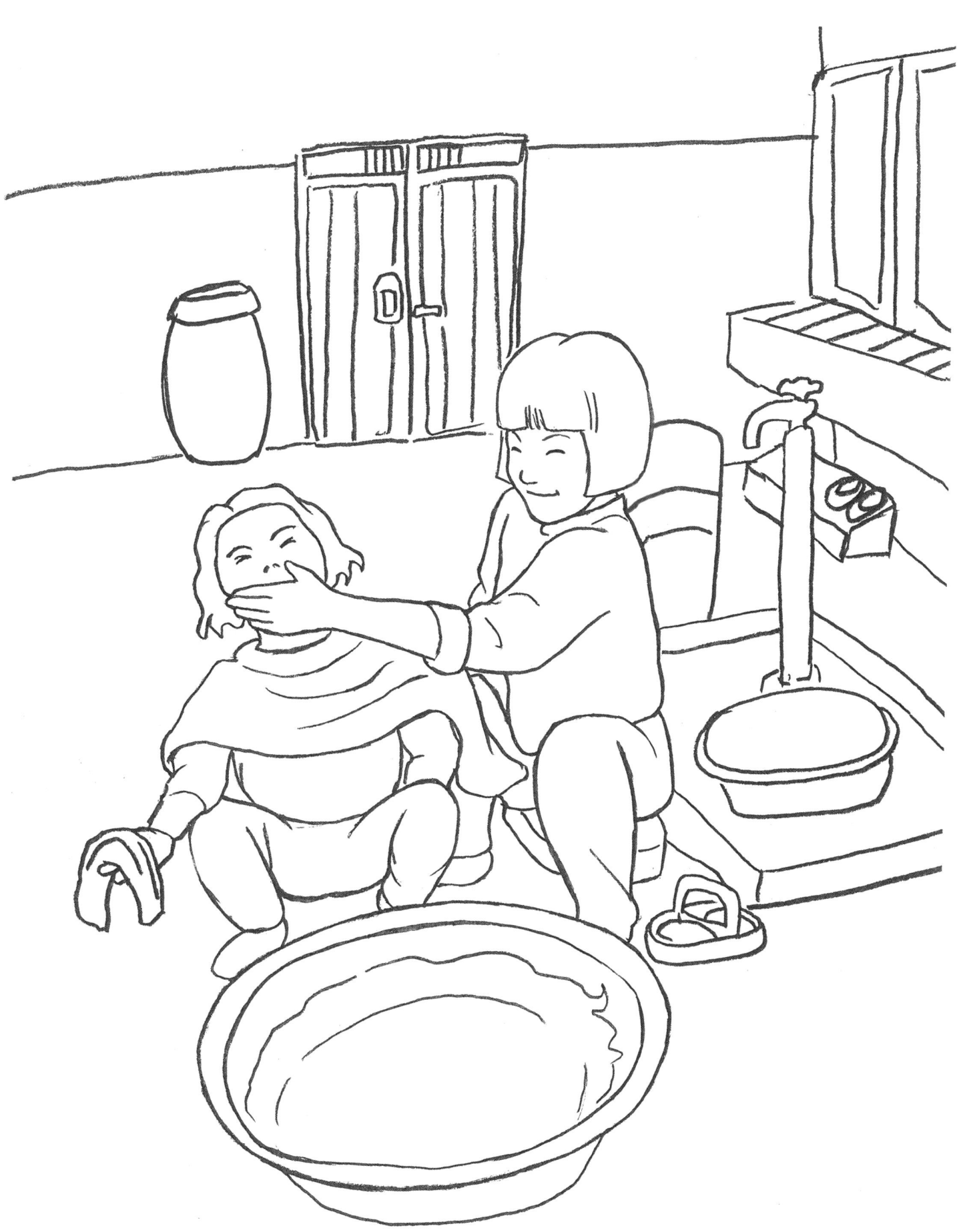

친구들과 모여 처음 듣는 라디오

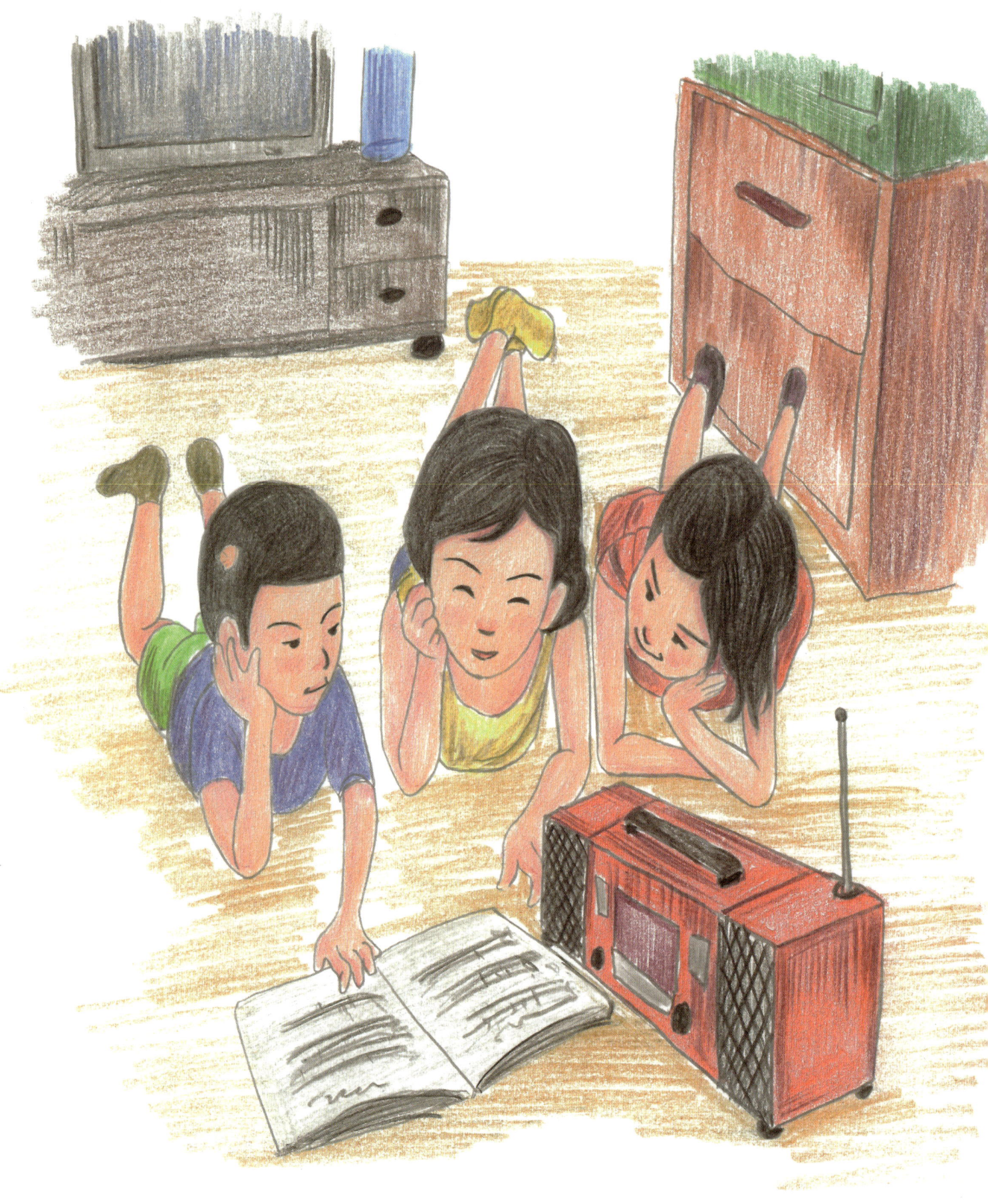

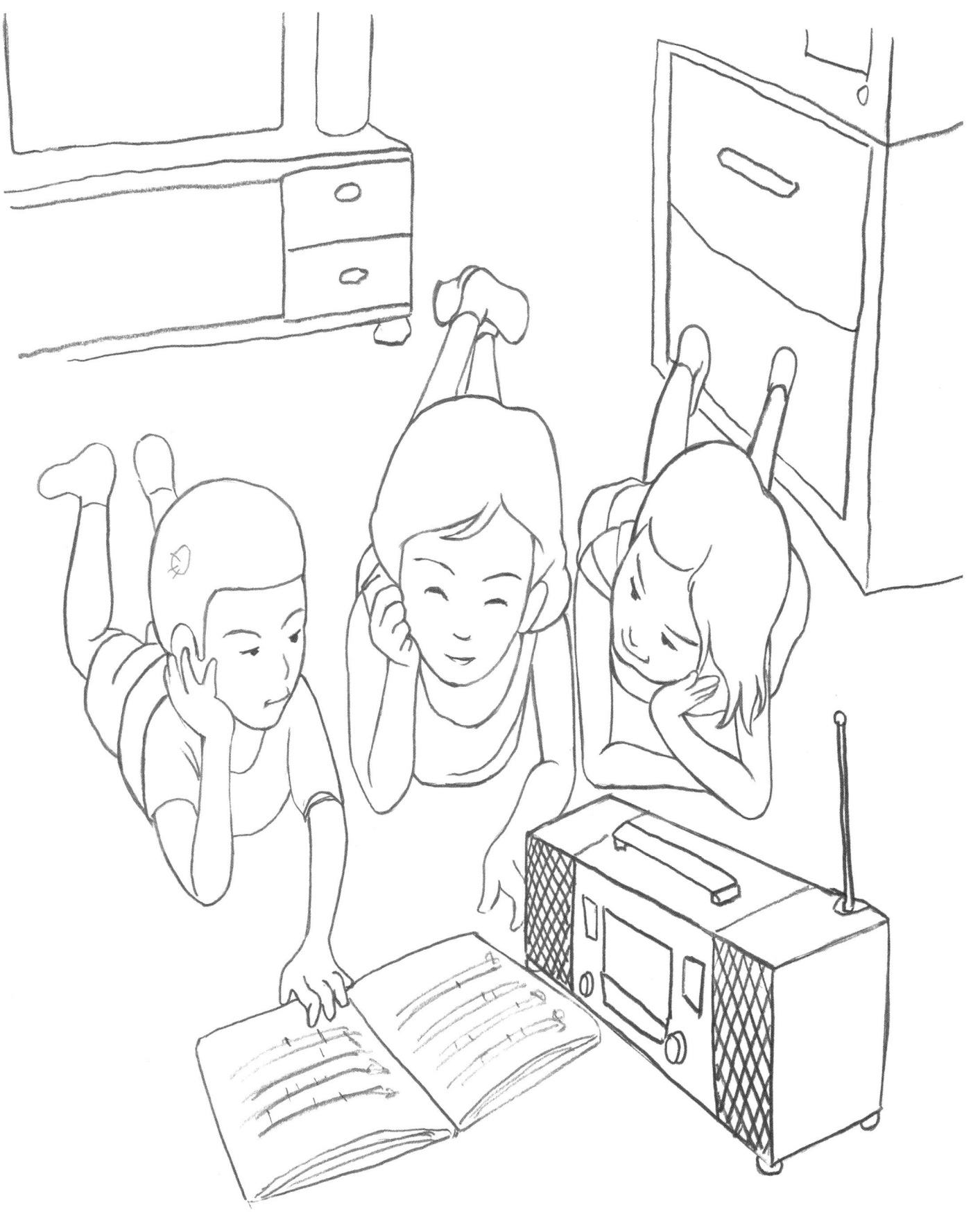

리어카 타고 놀기

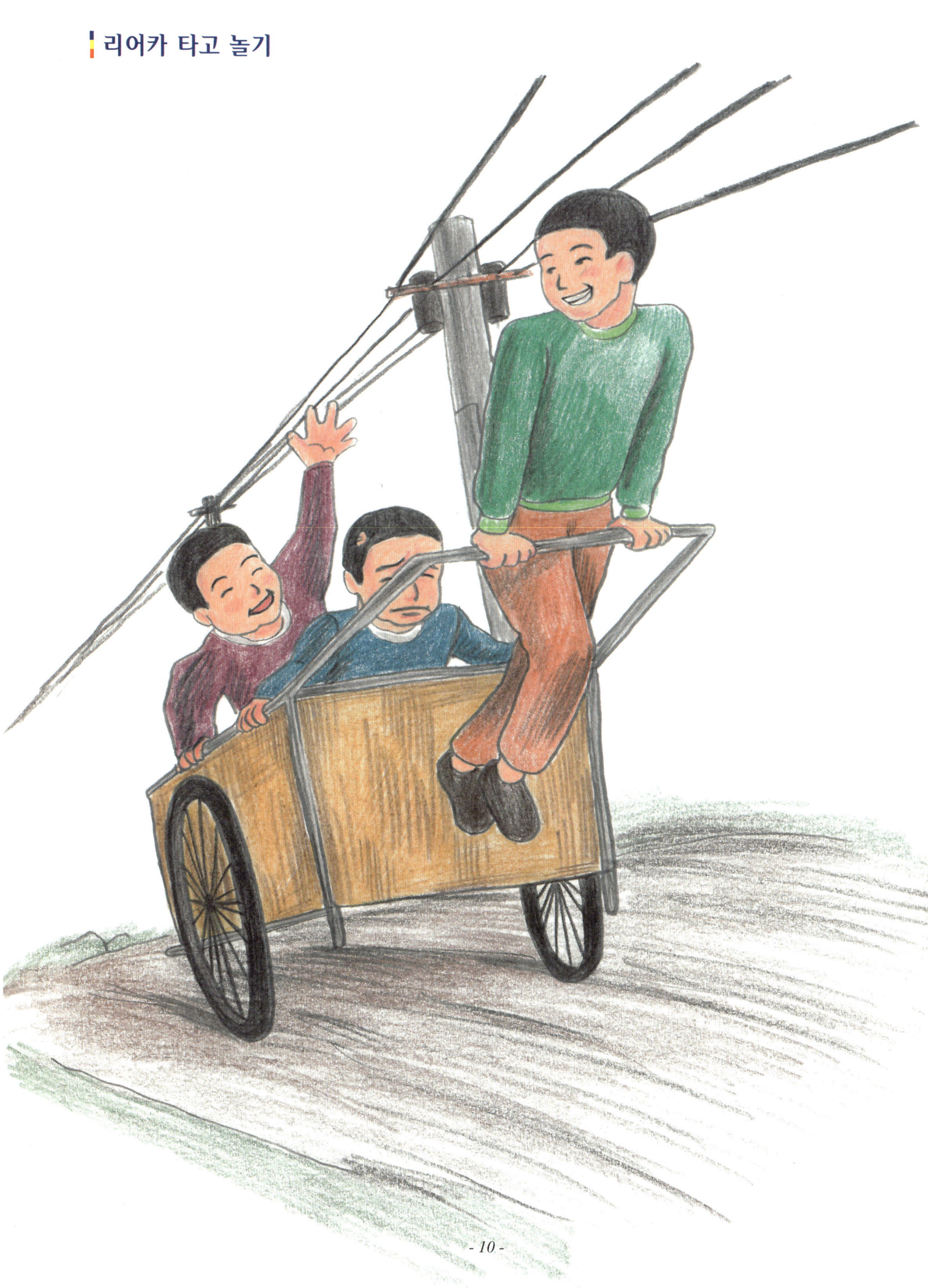

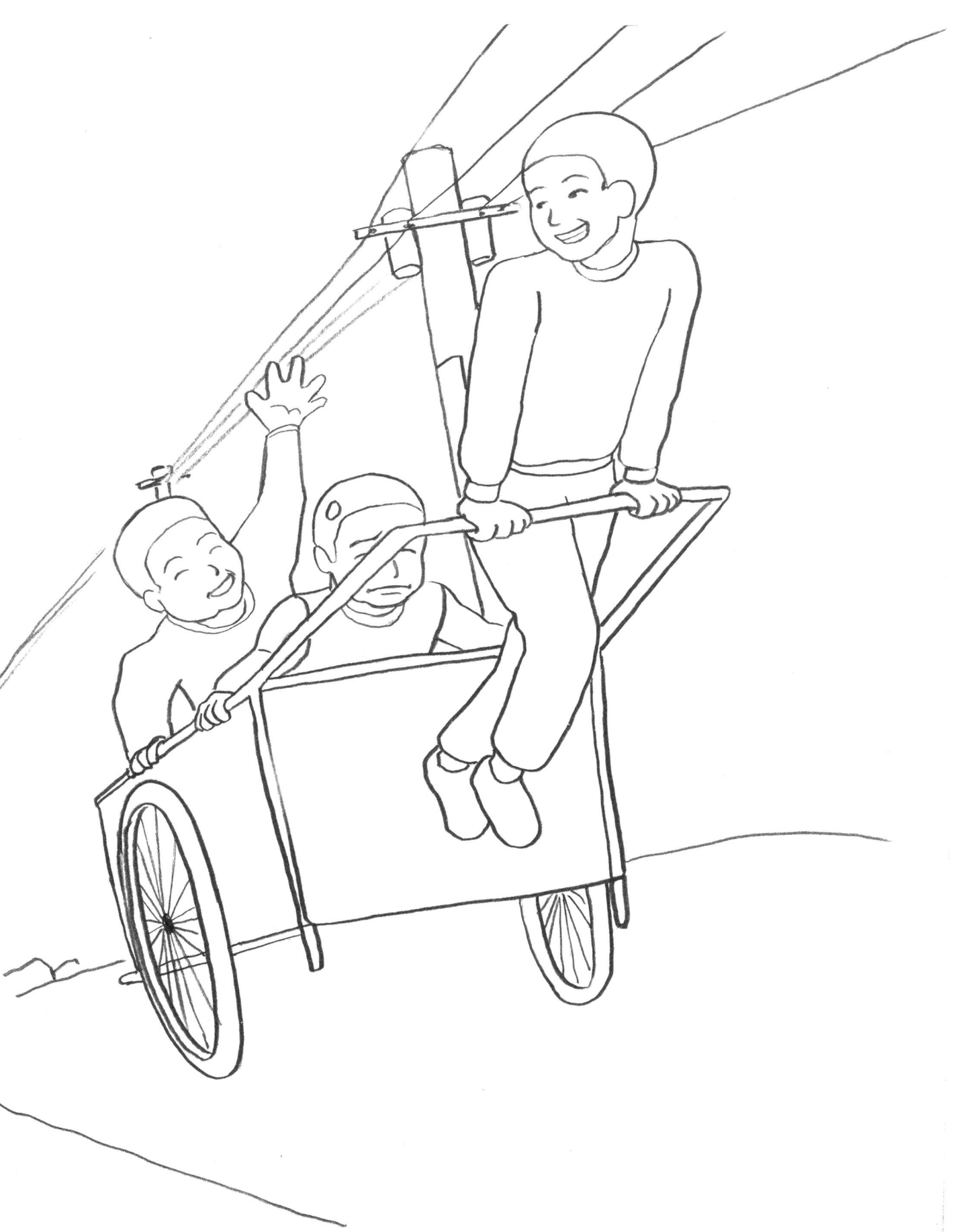

할머니가 깎아 주는 머리

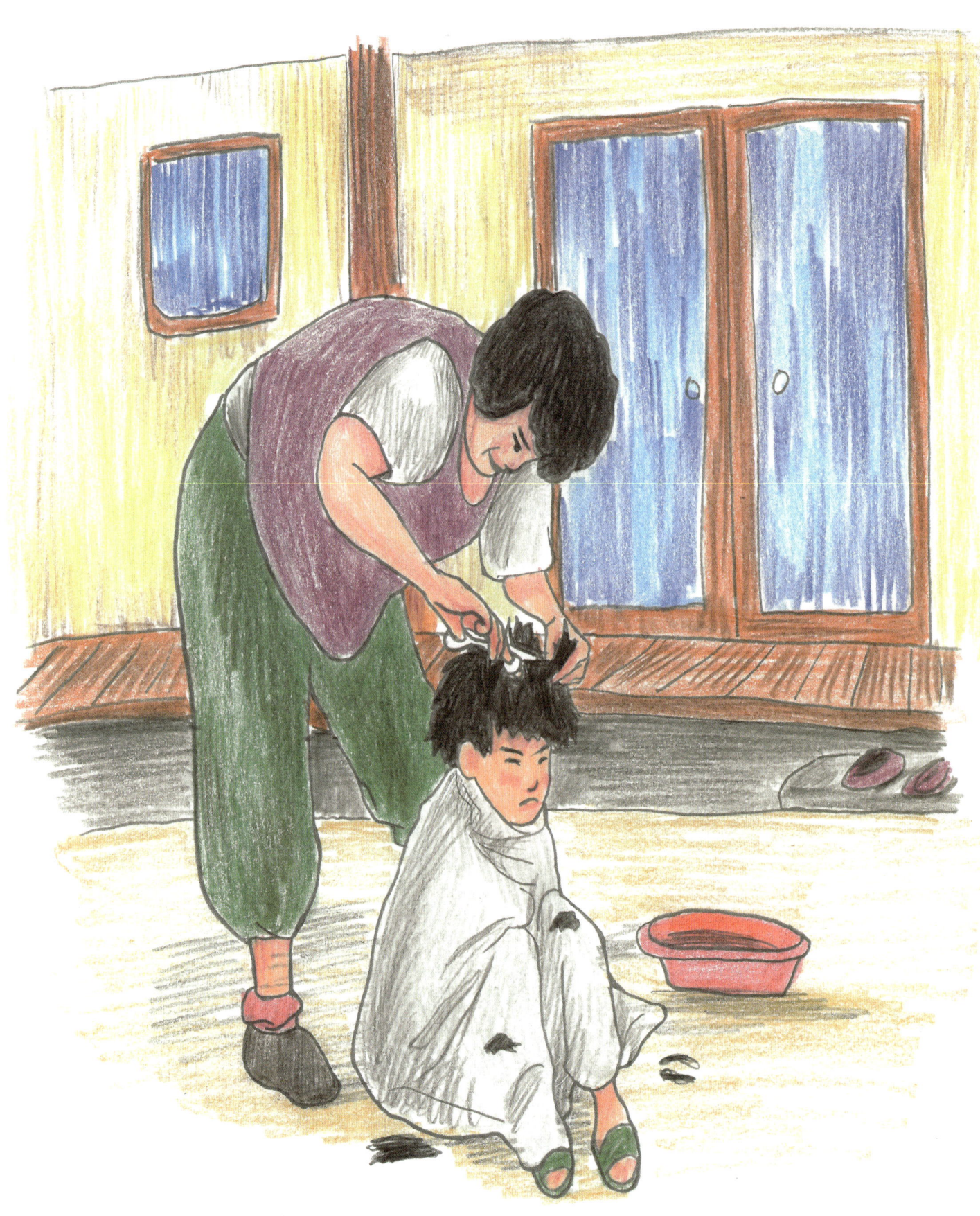

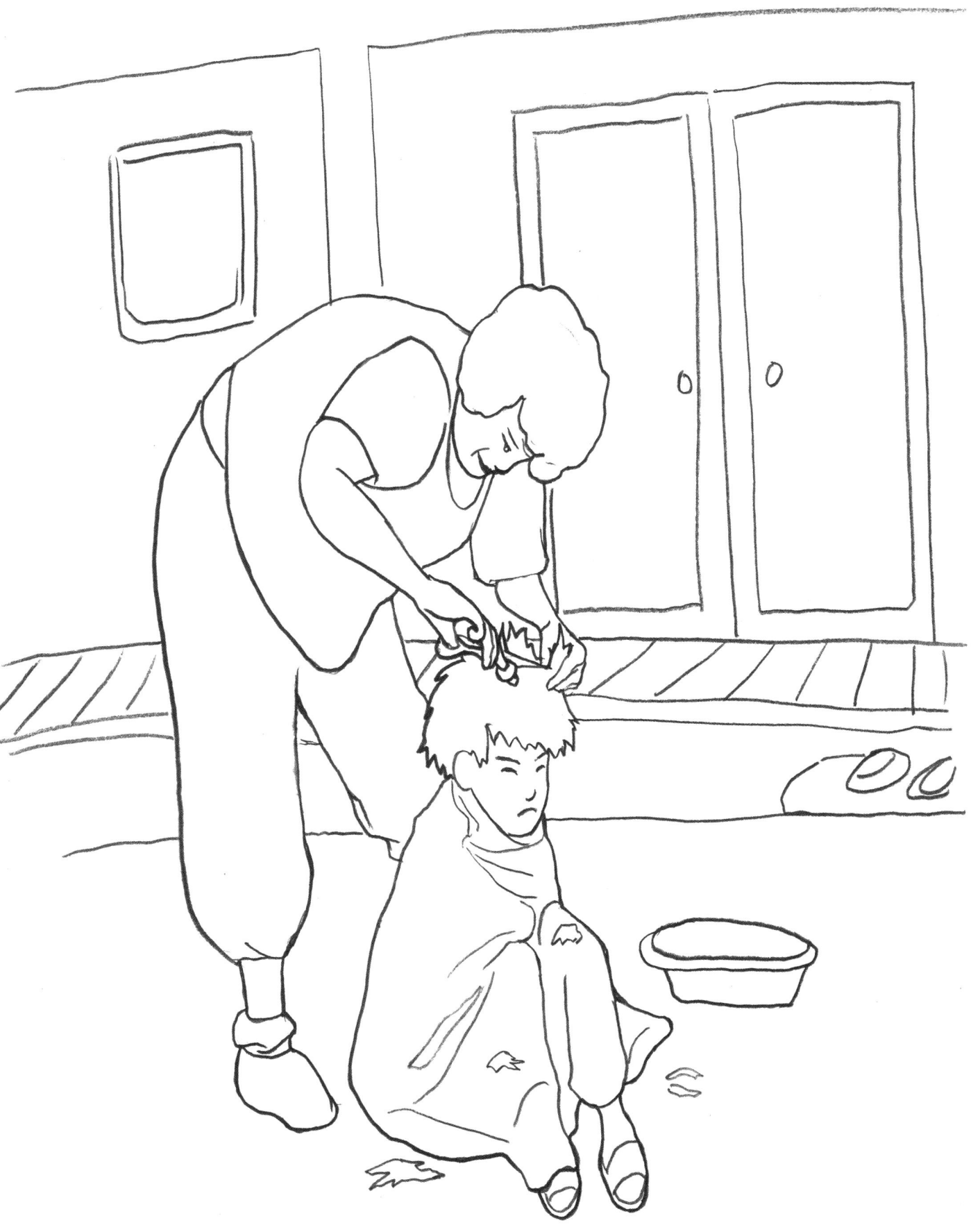

명절날 세배

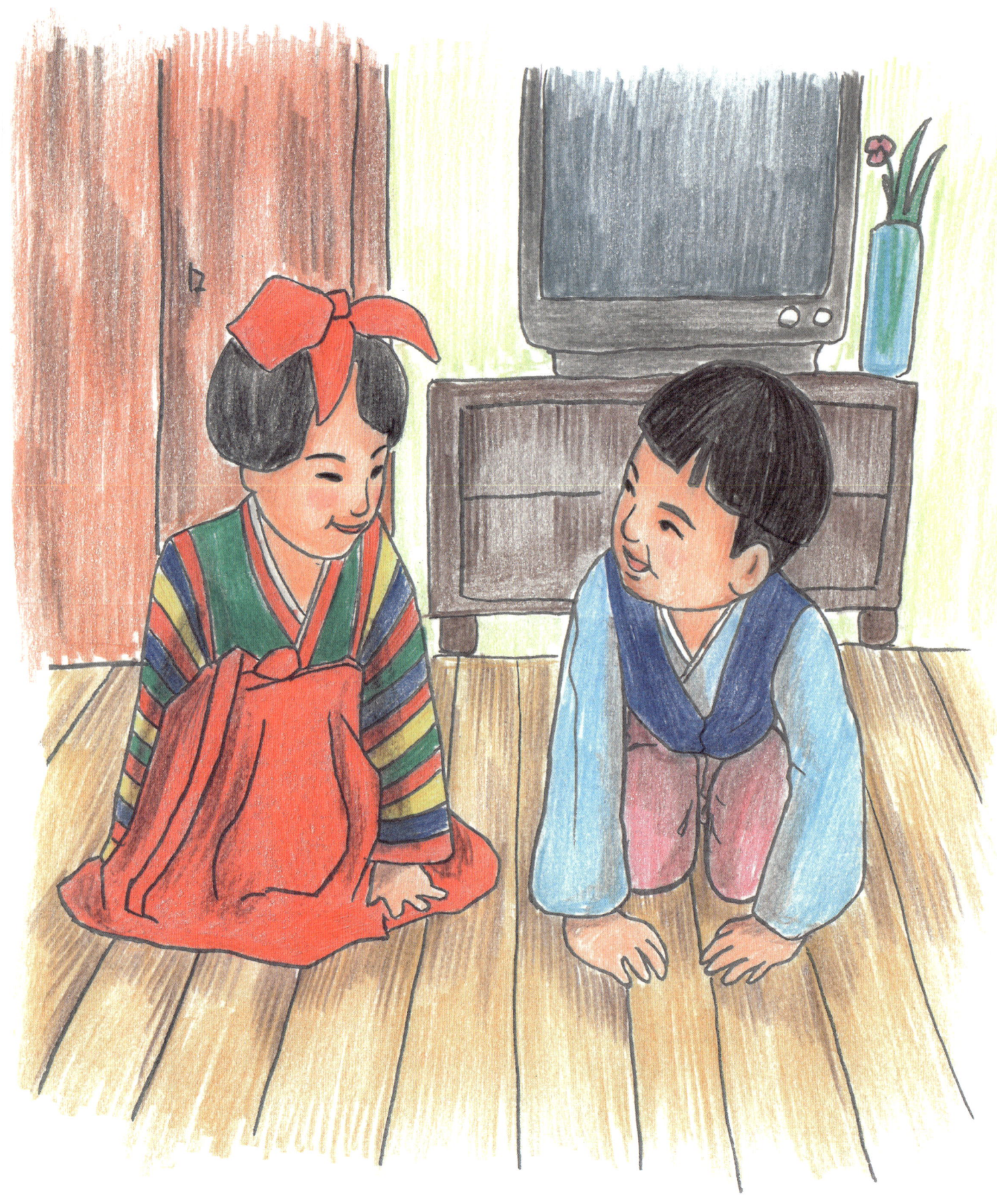

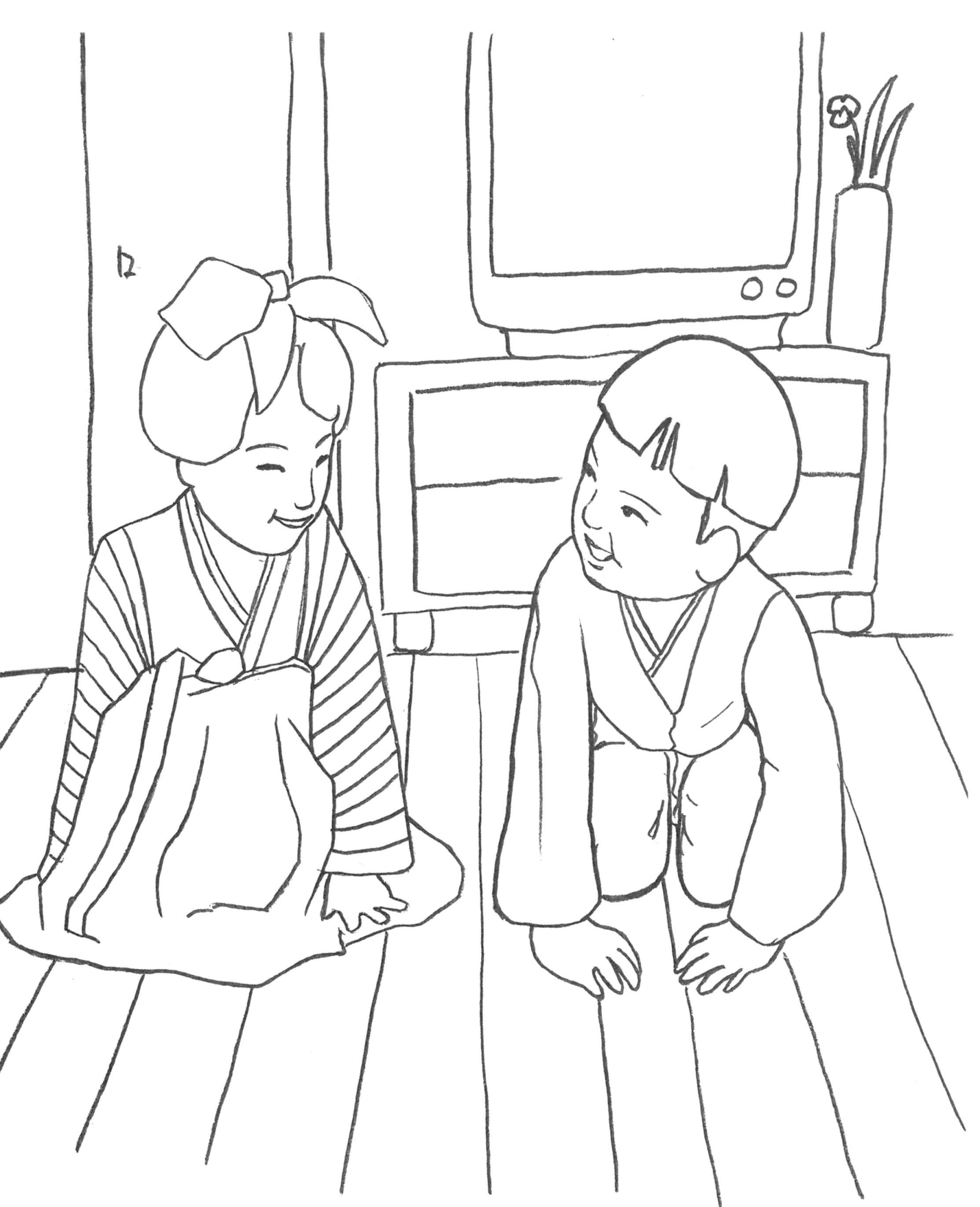

학교 신체검사 날

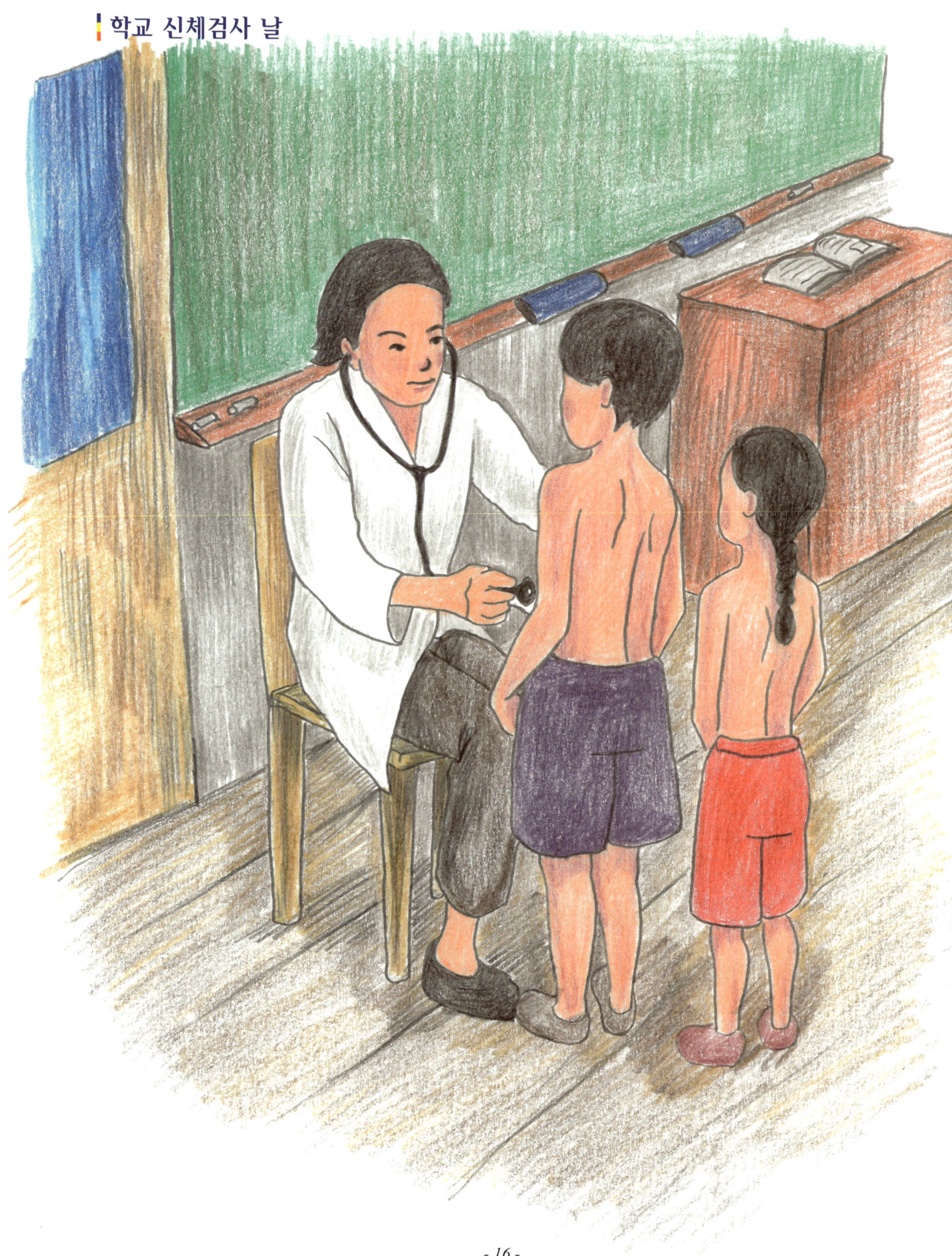

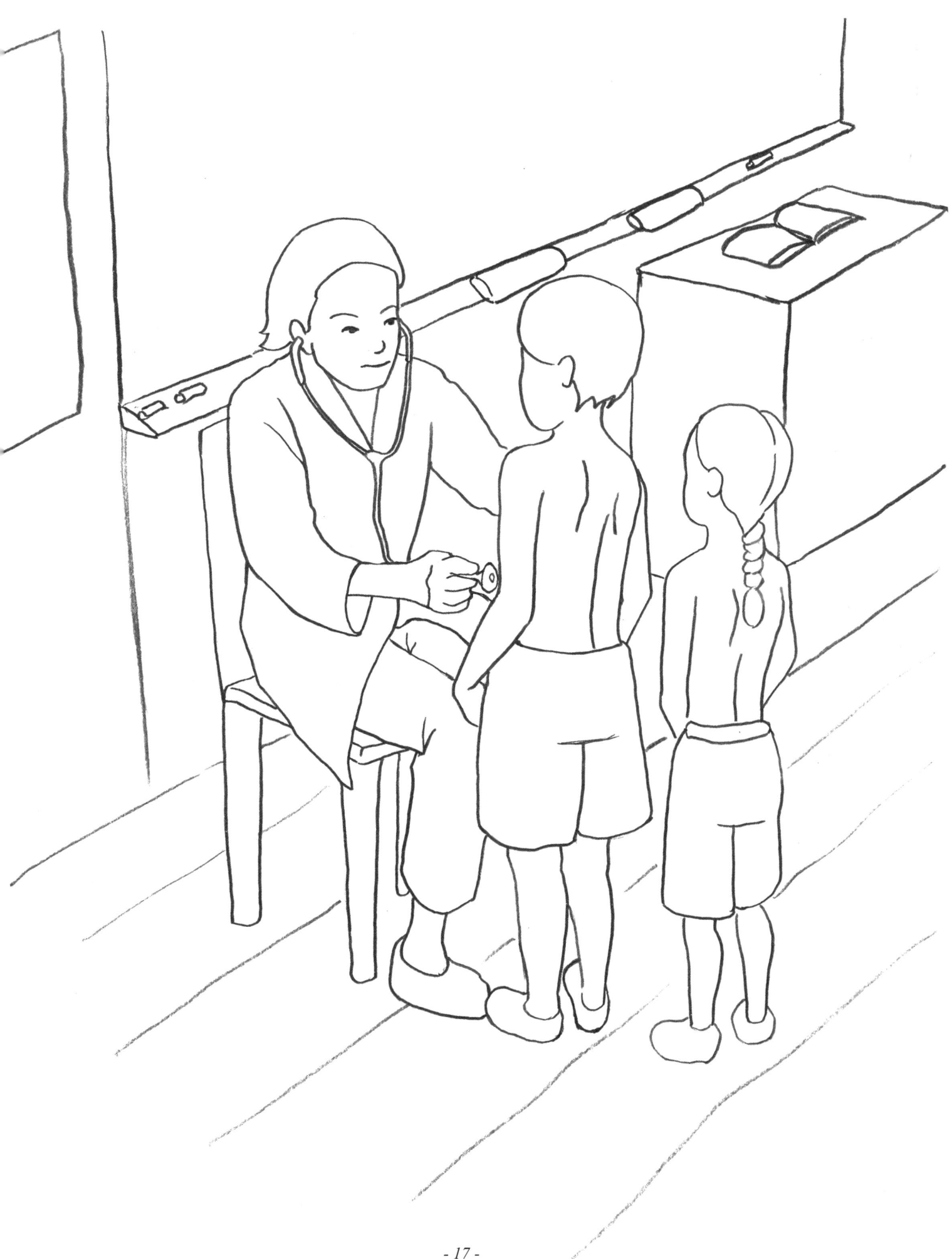

Ⅰ. 학교 시험 날

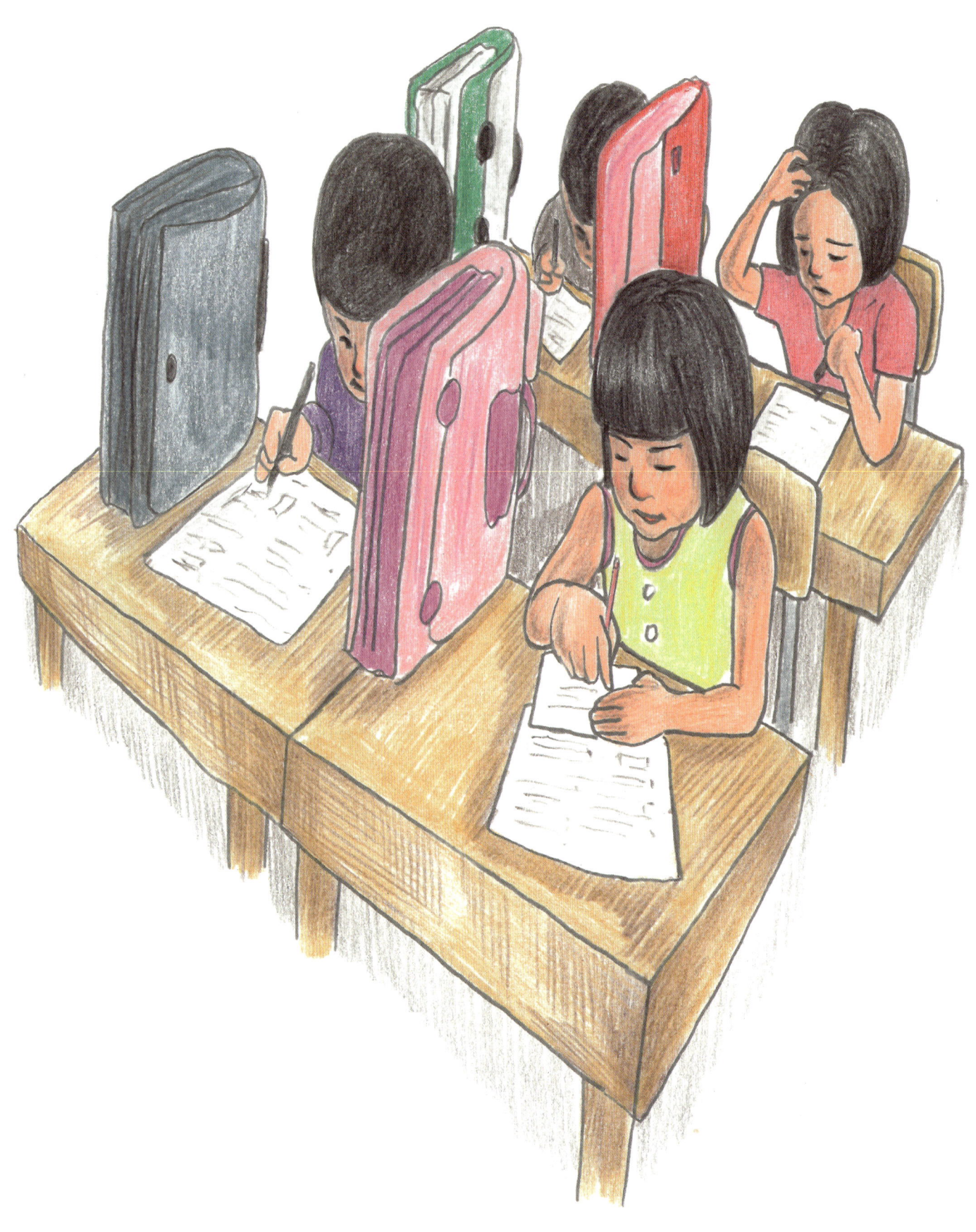

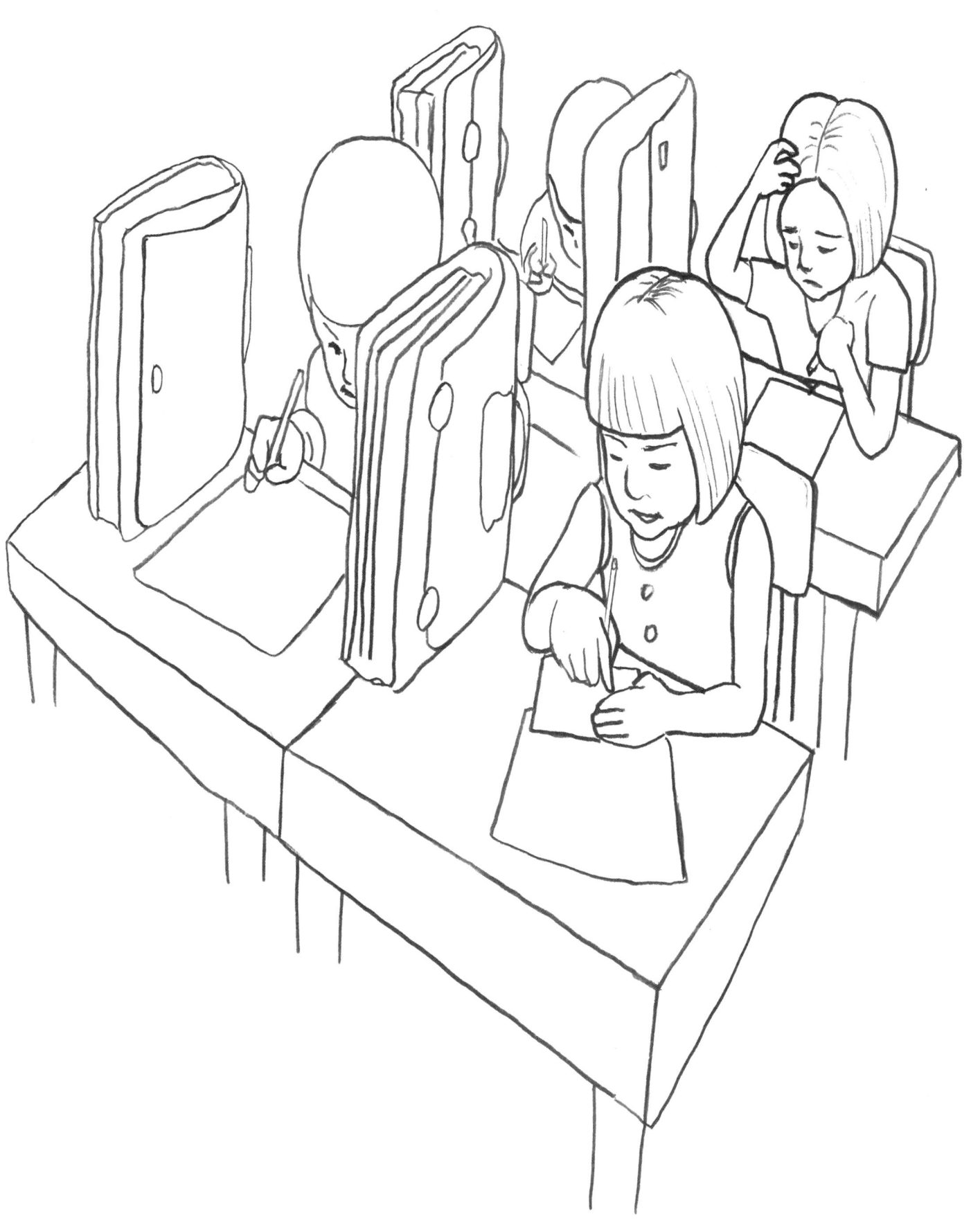

강아지와 나

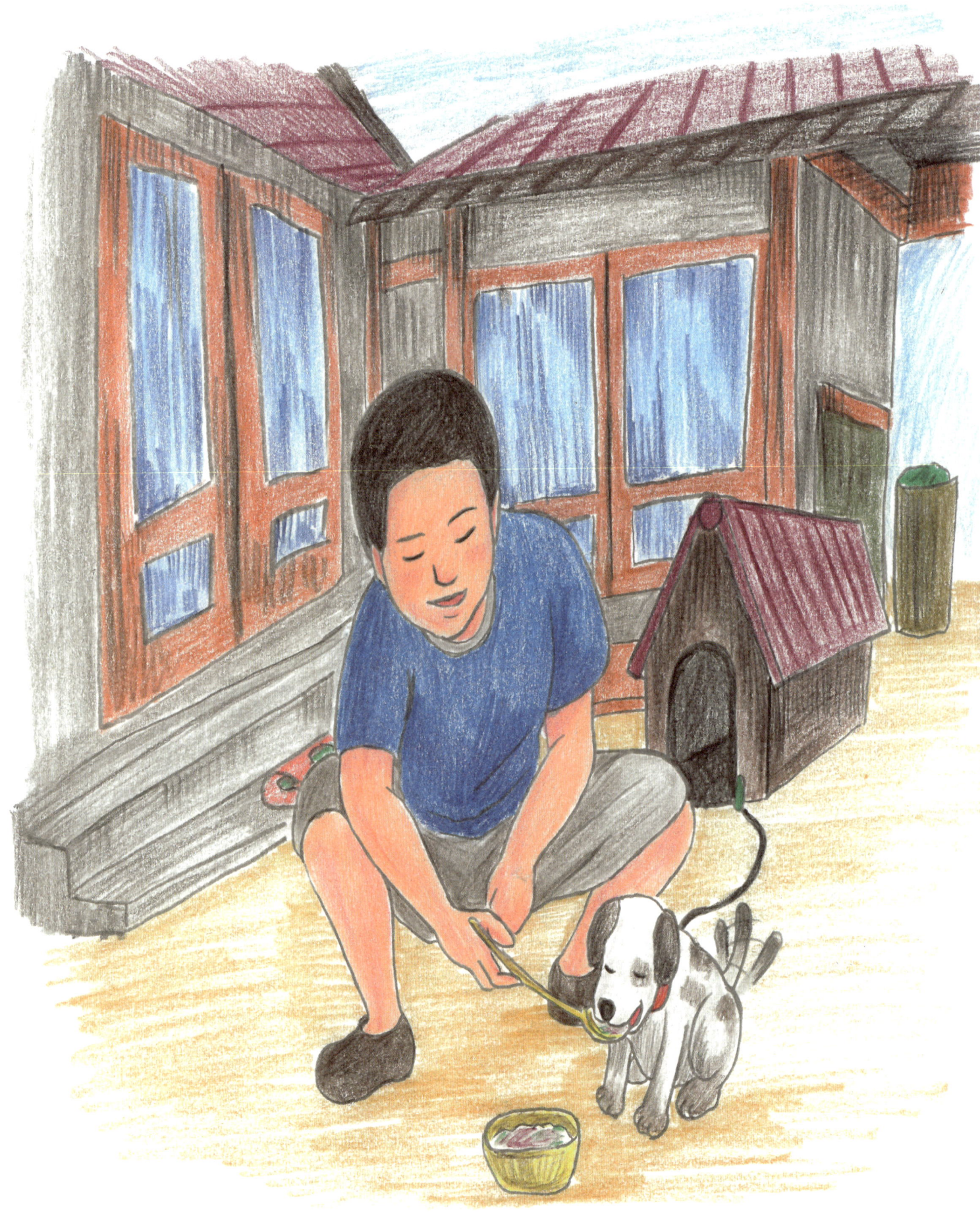

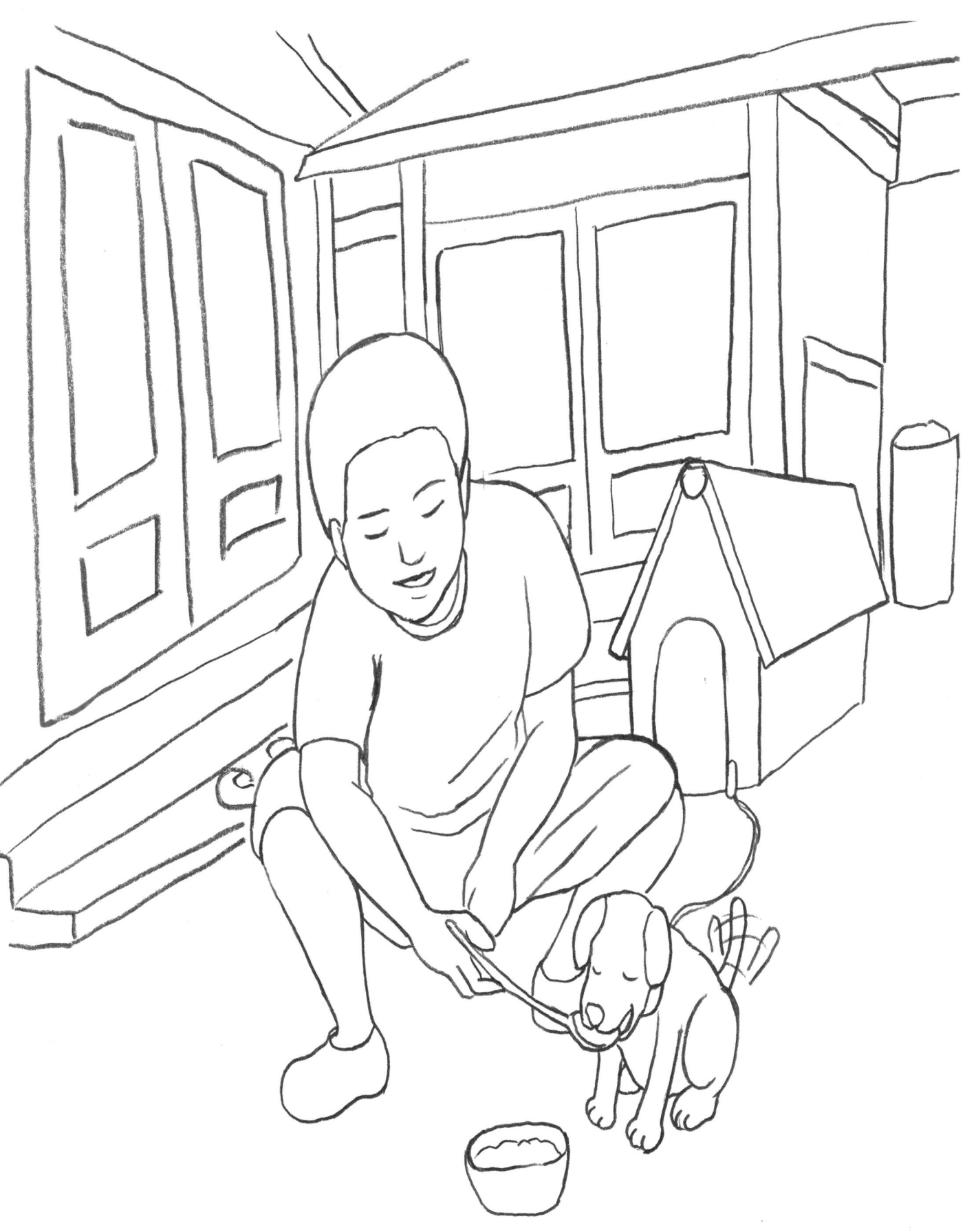

교내 웅변대회

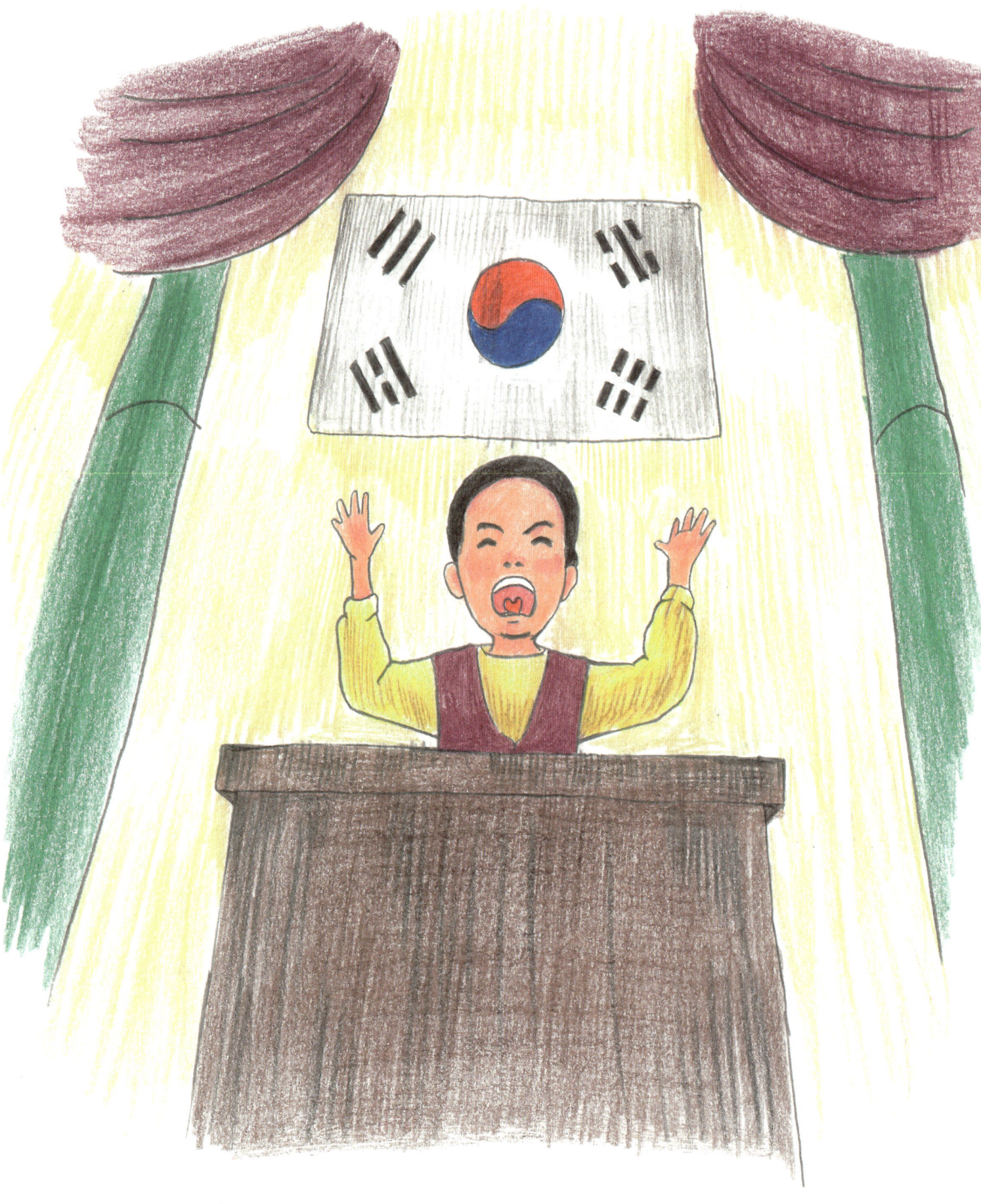

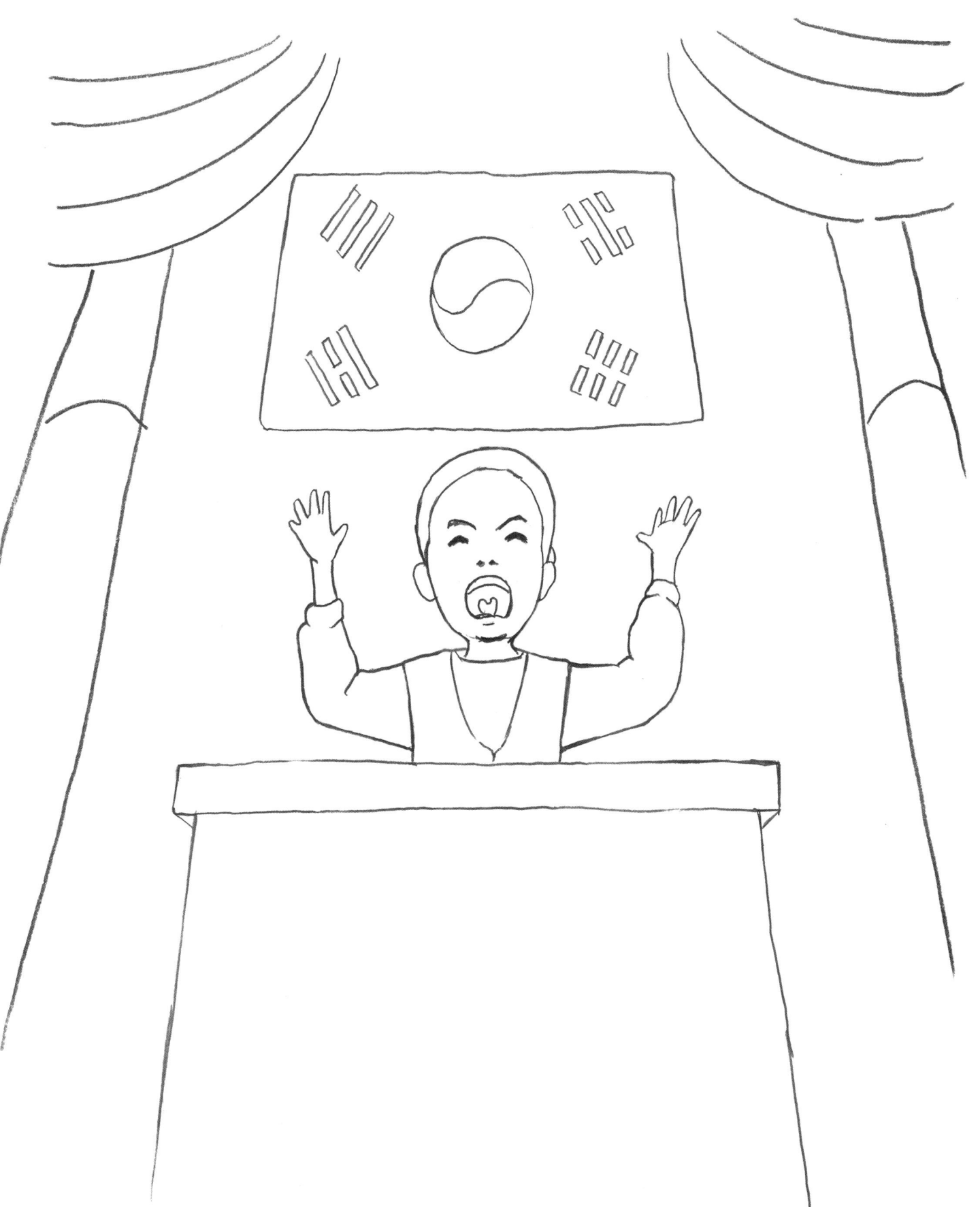

무더운 여름밤

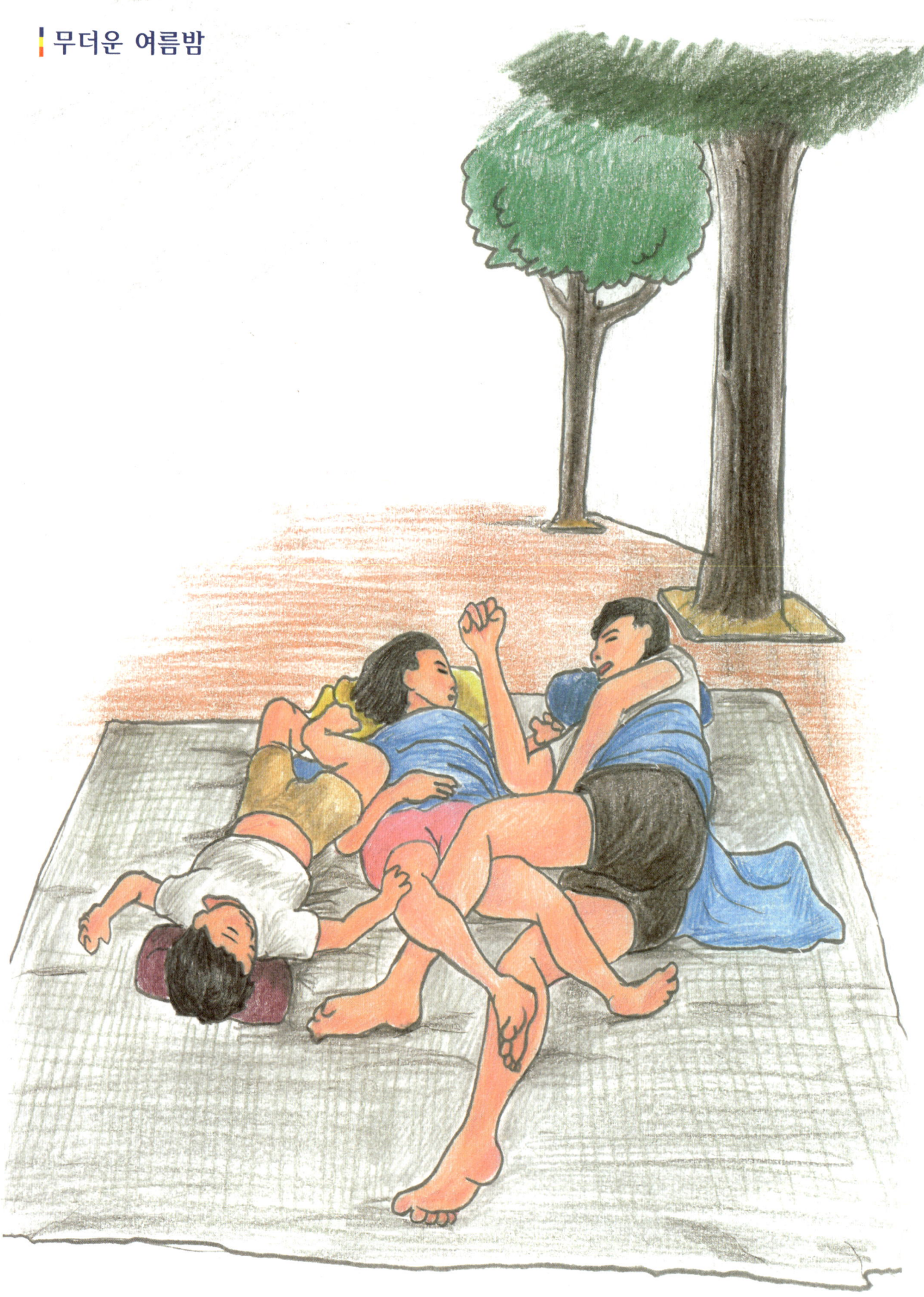

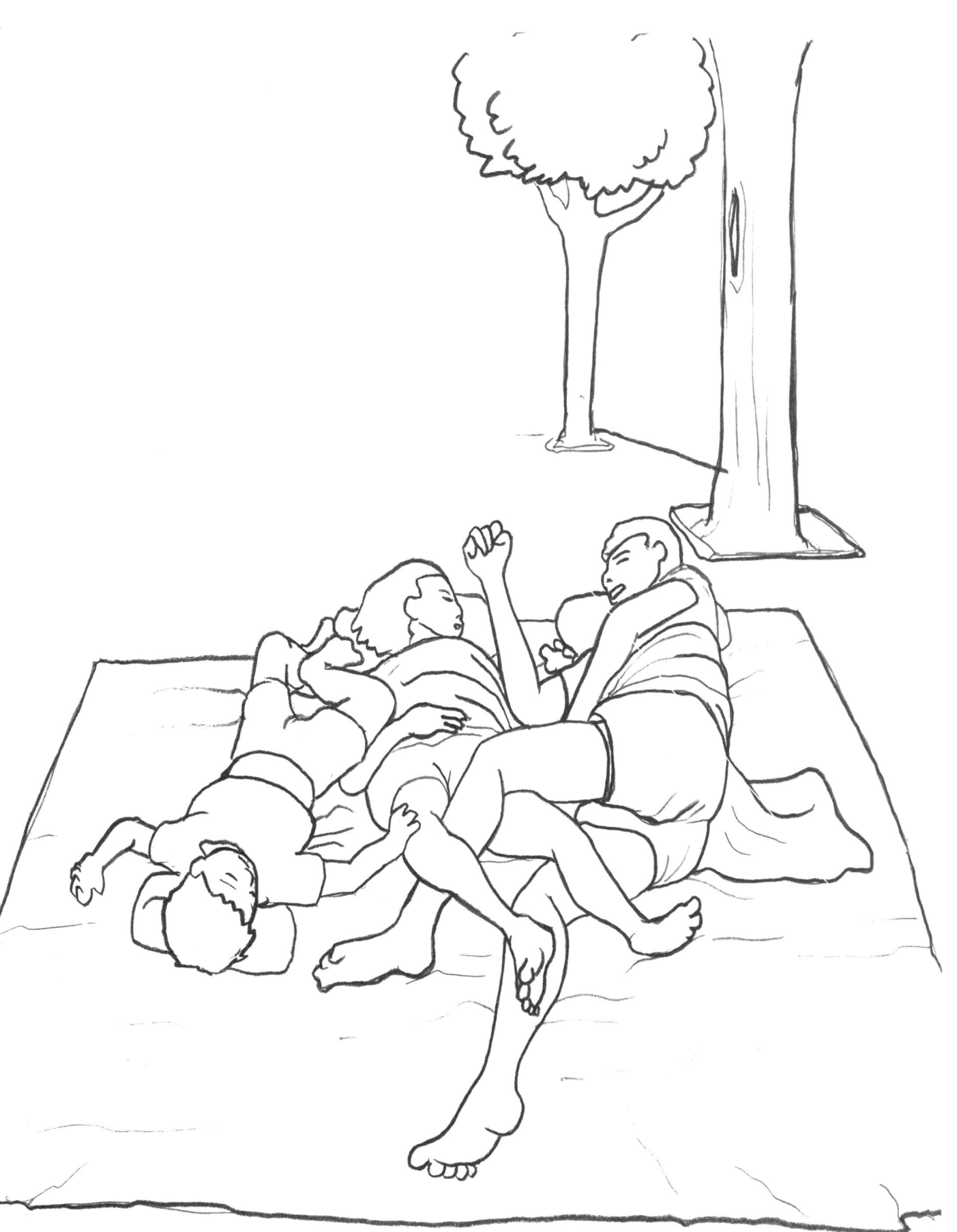

아버지 봉급날

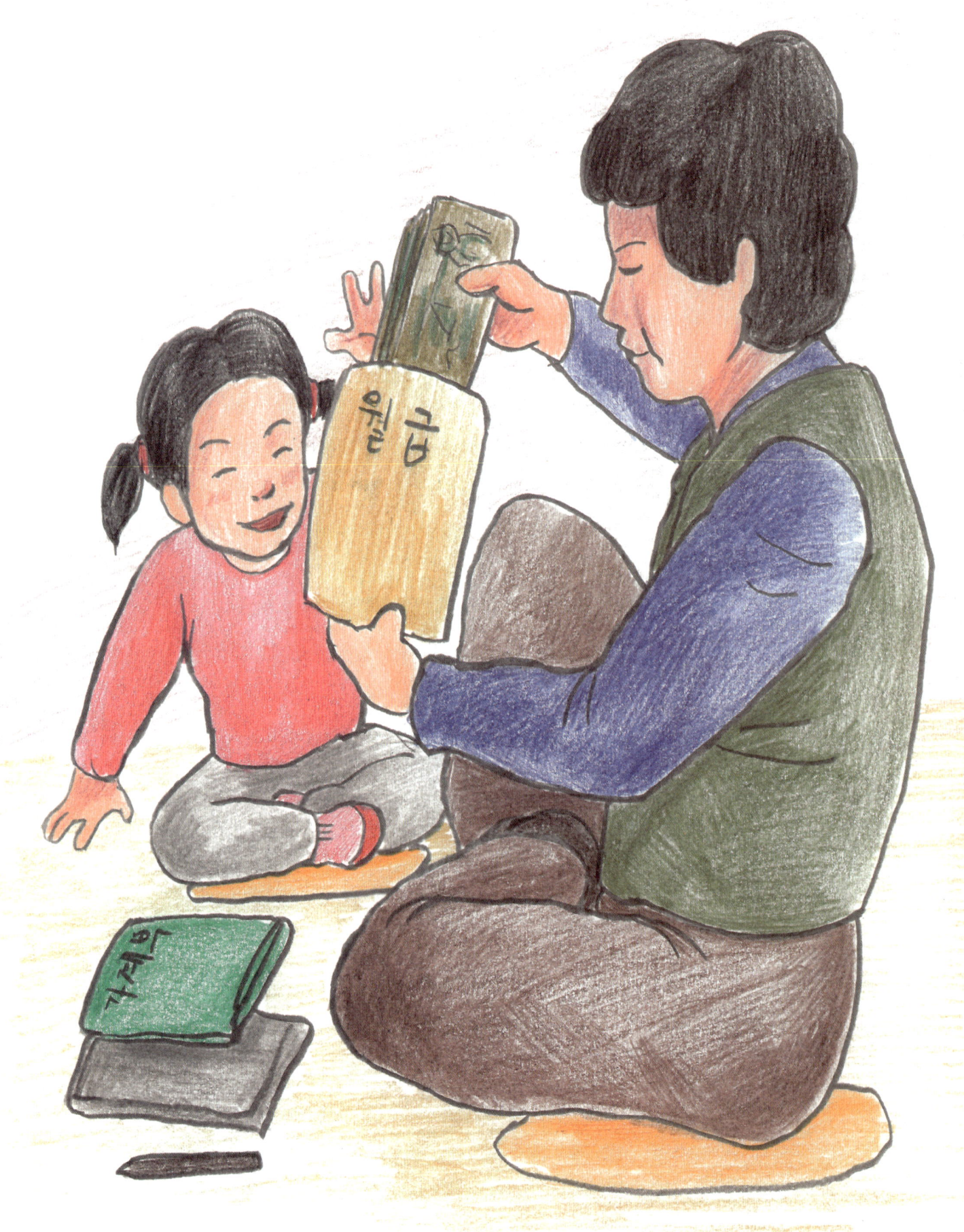

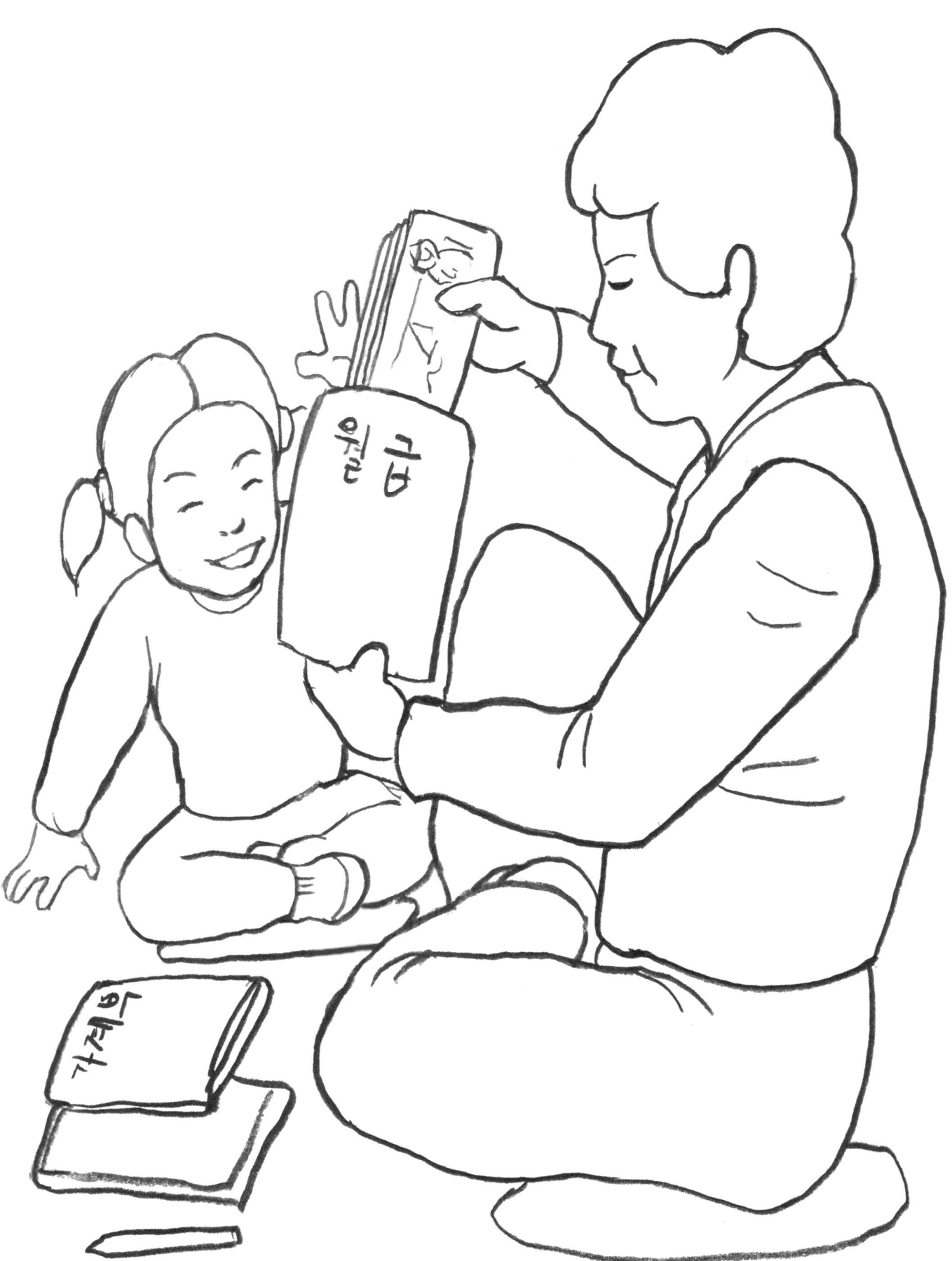

김장독에 묻은 김치

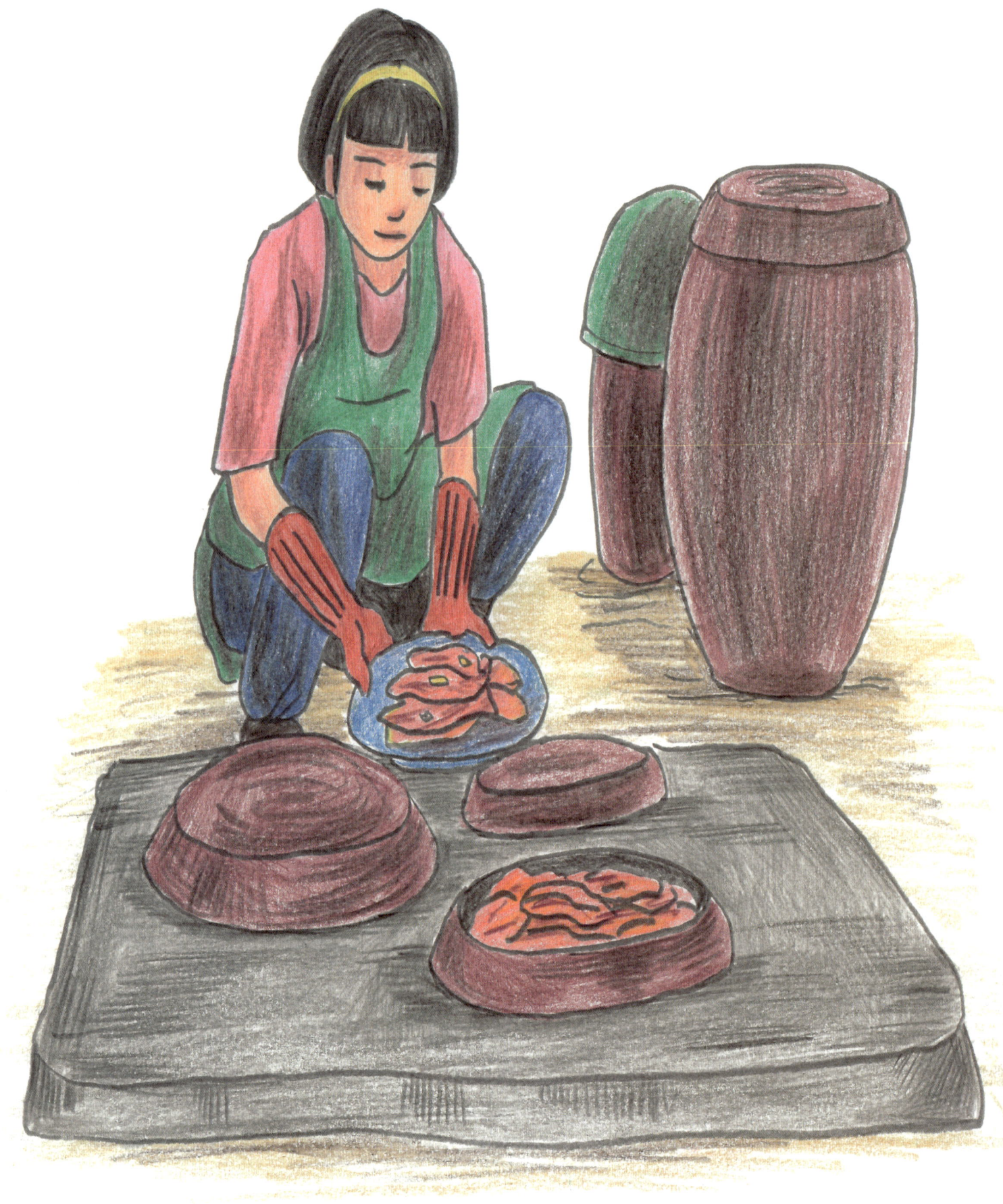

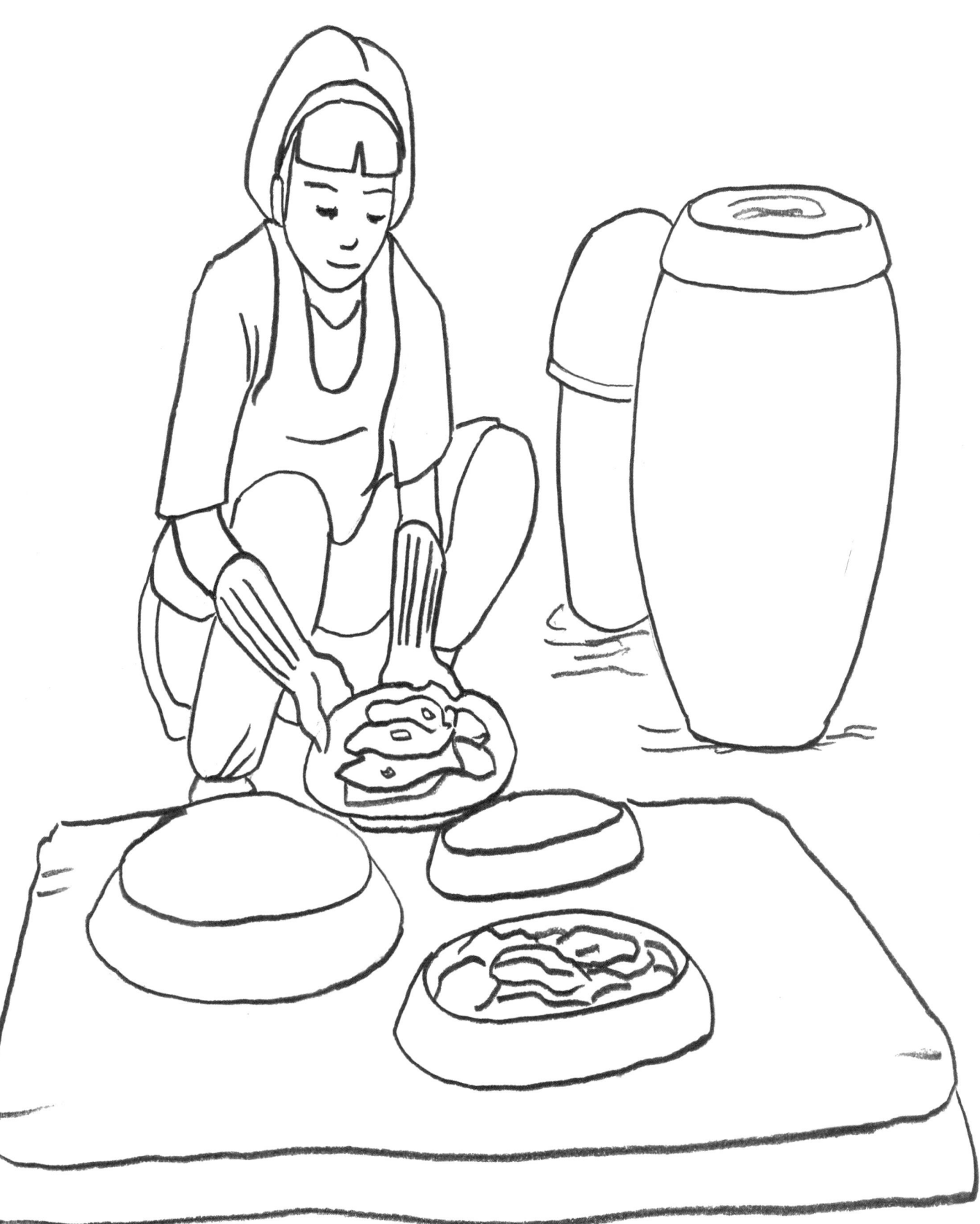

연탄을 메고 가는 아버지

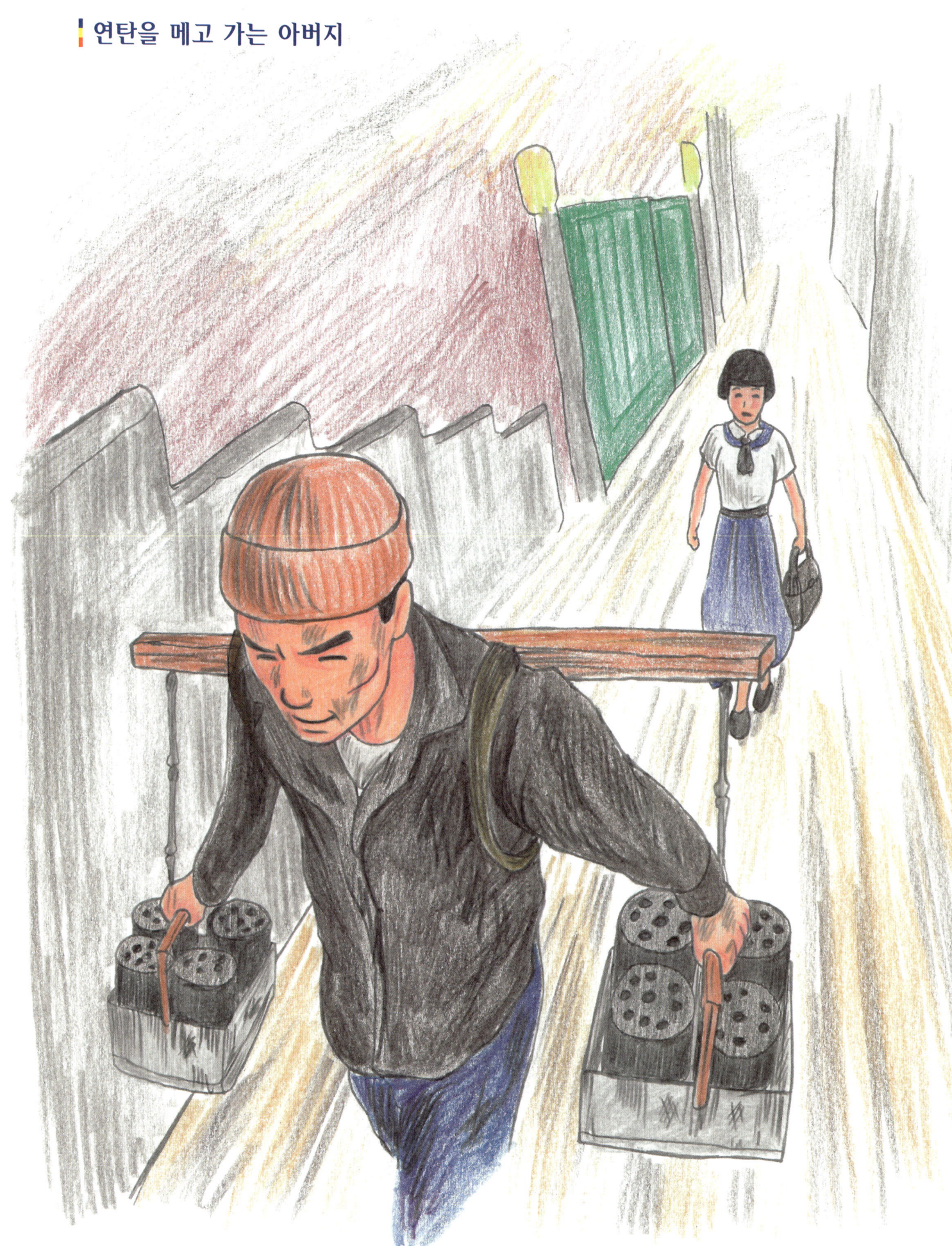

- 30 -

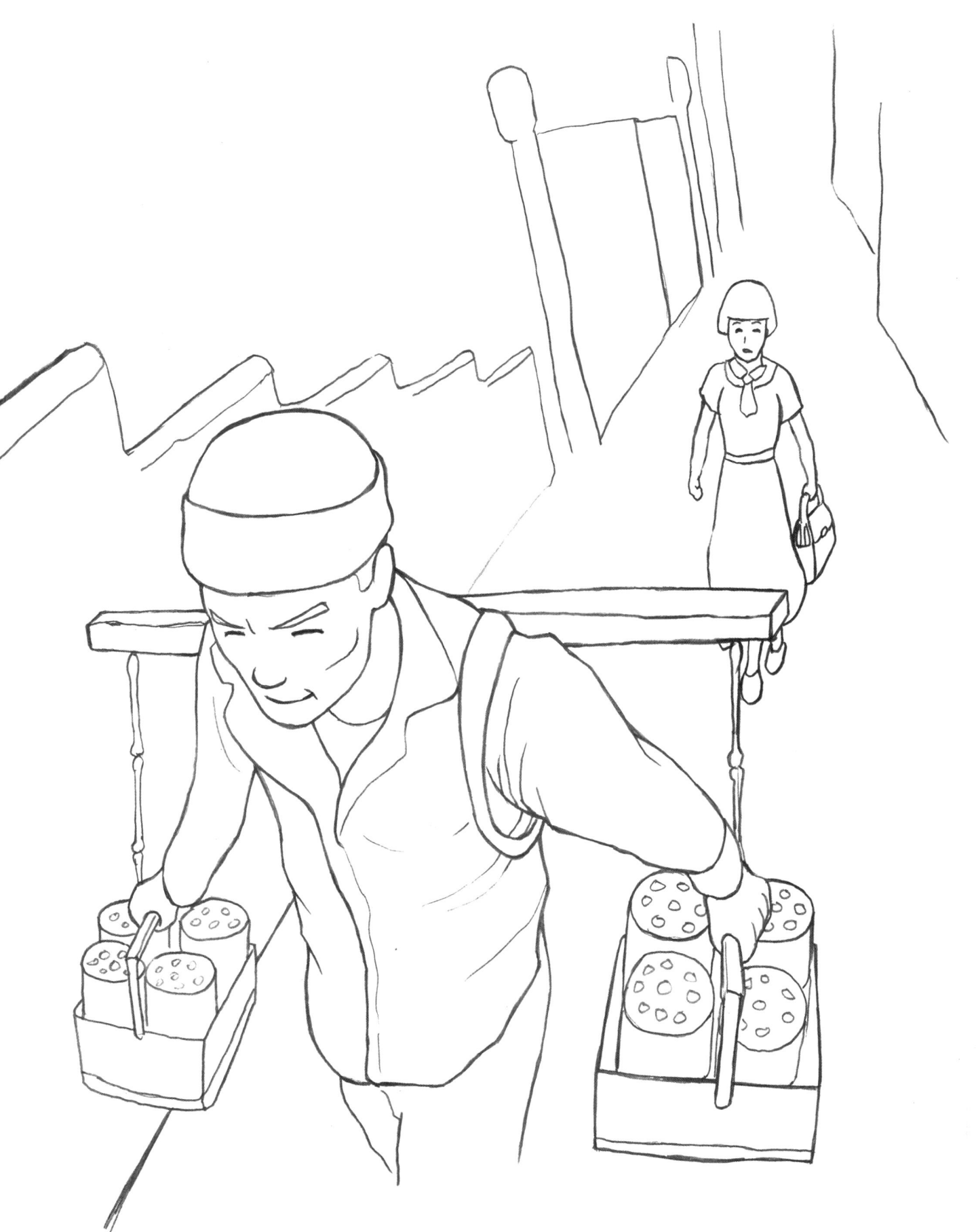

풋풋한 학창 시절

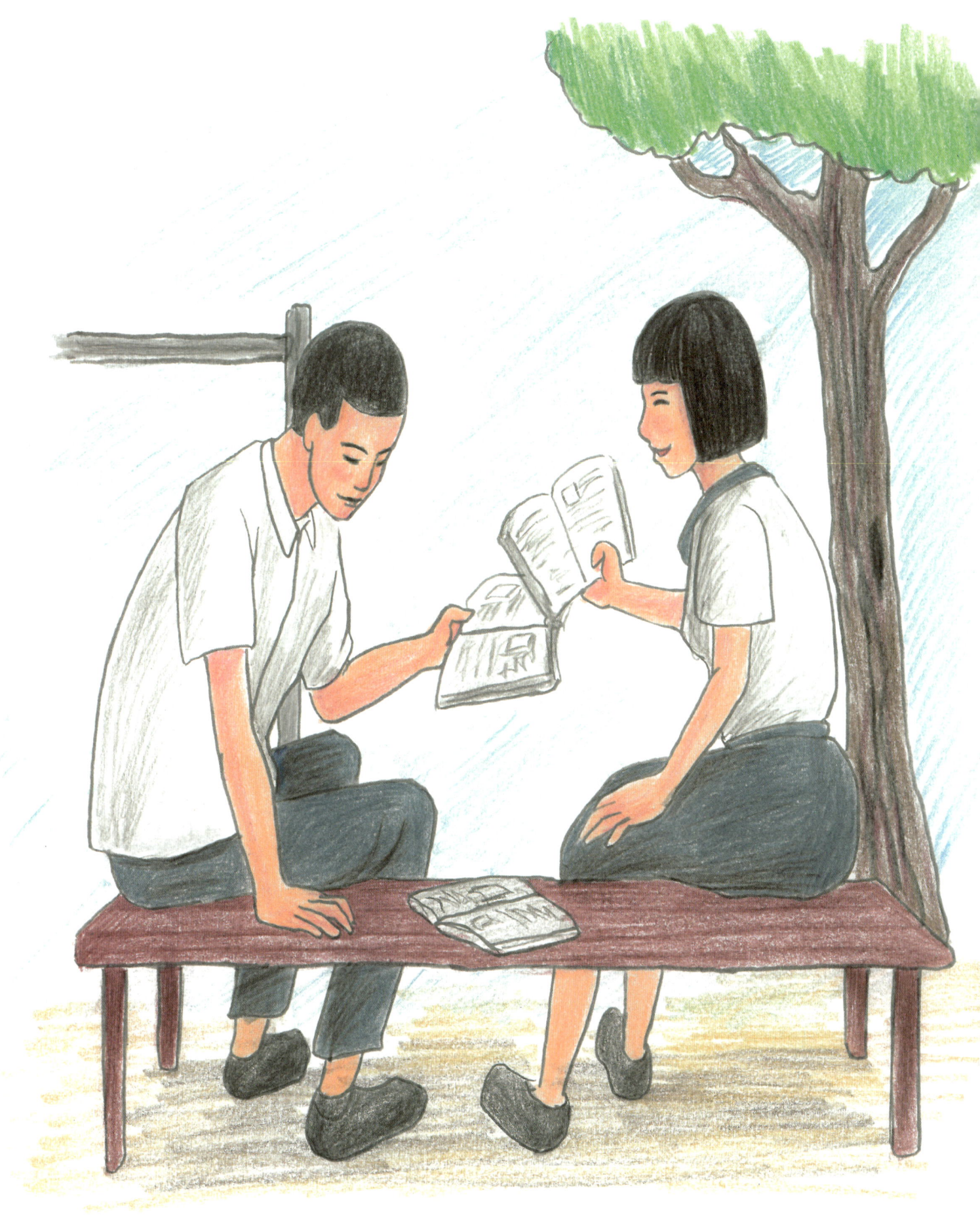

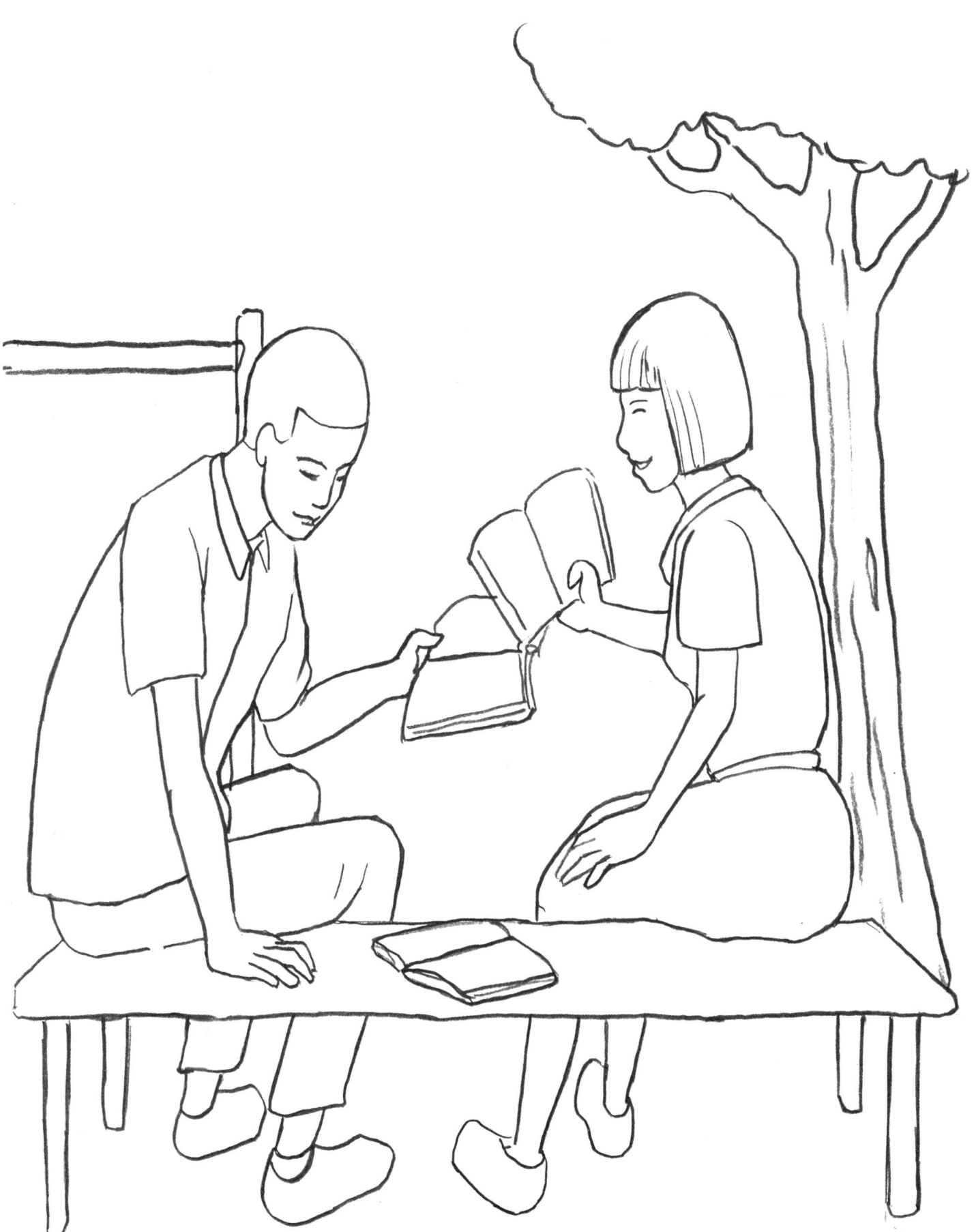

버스 안내양

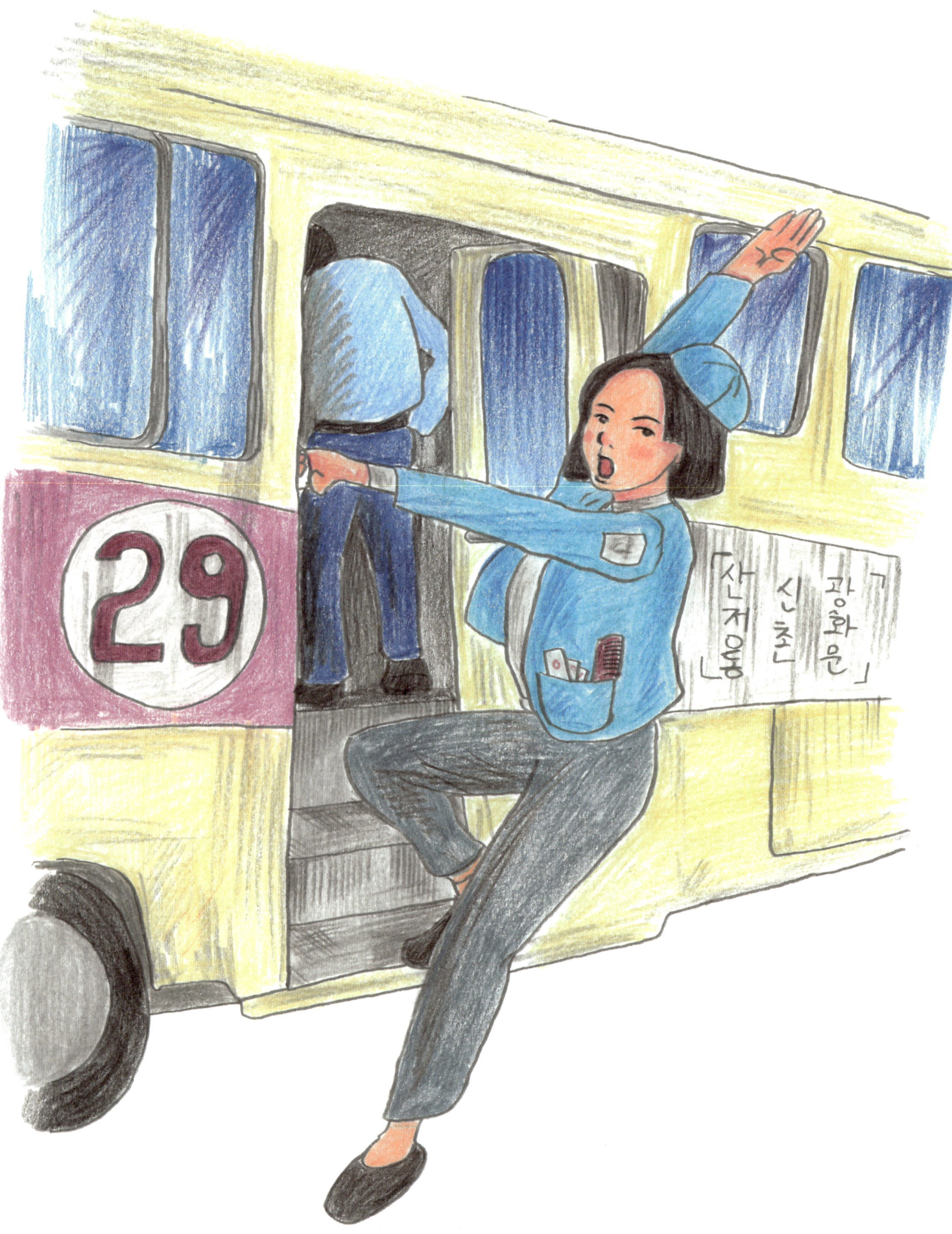

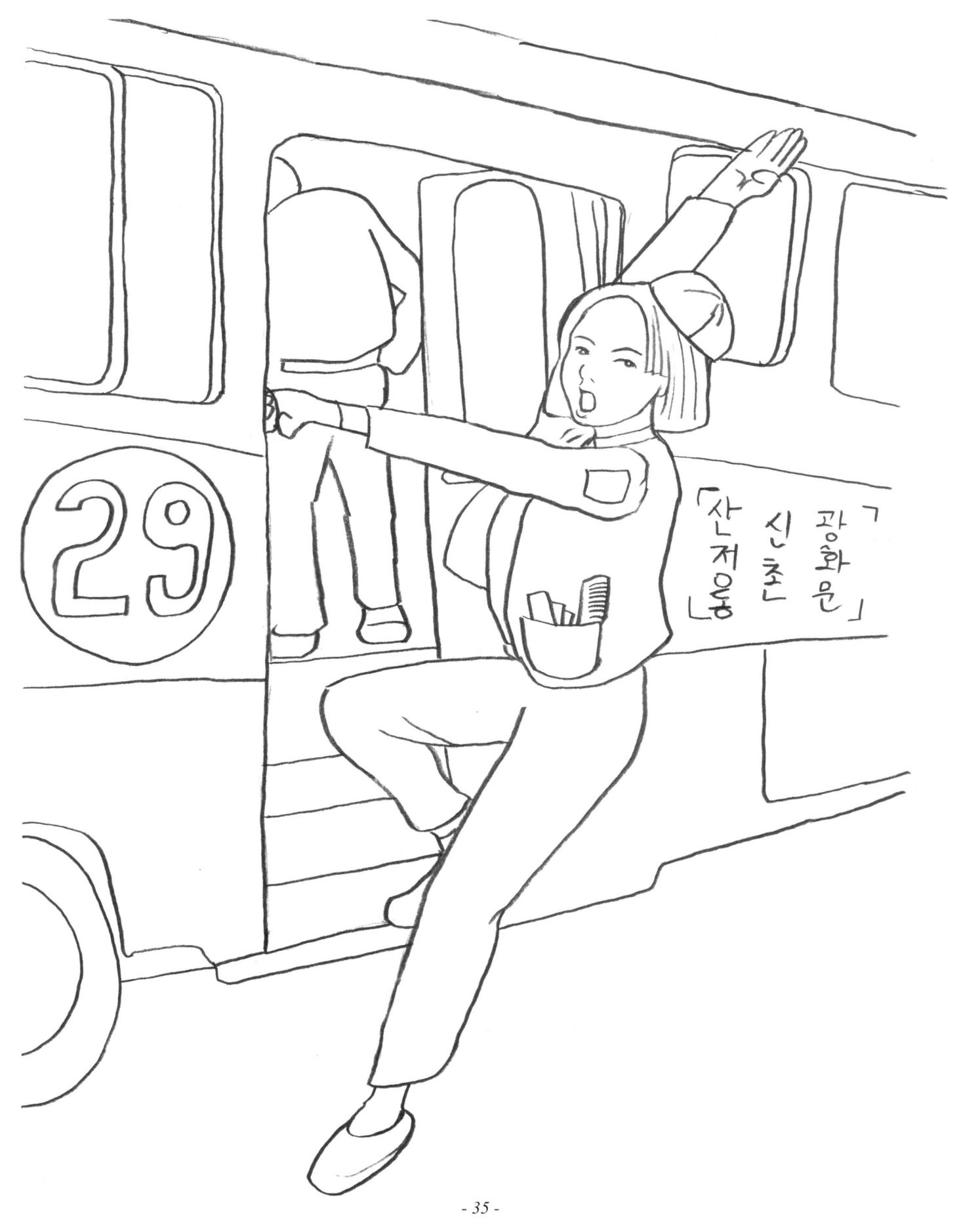

이사하는 날

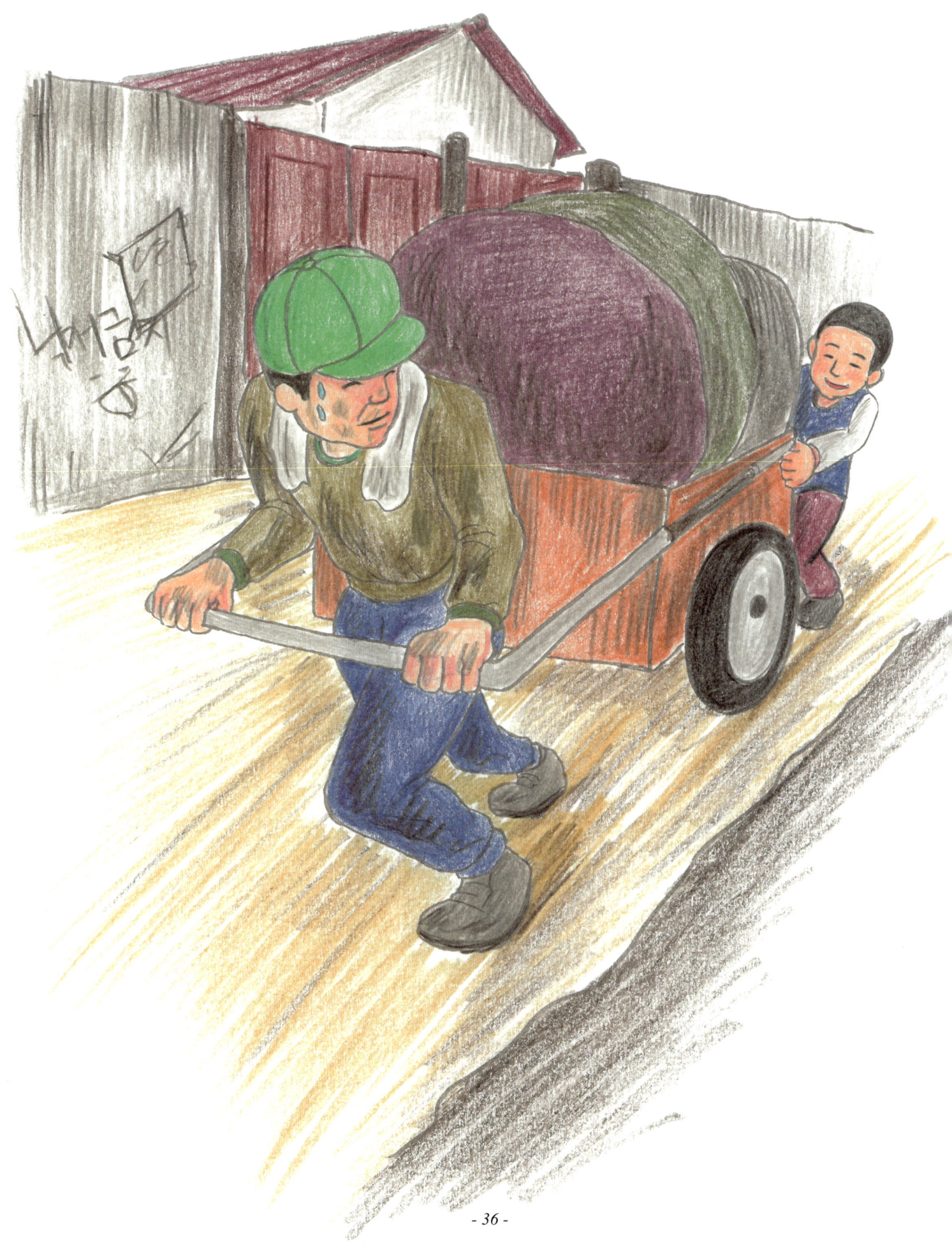

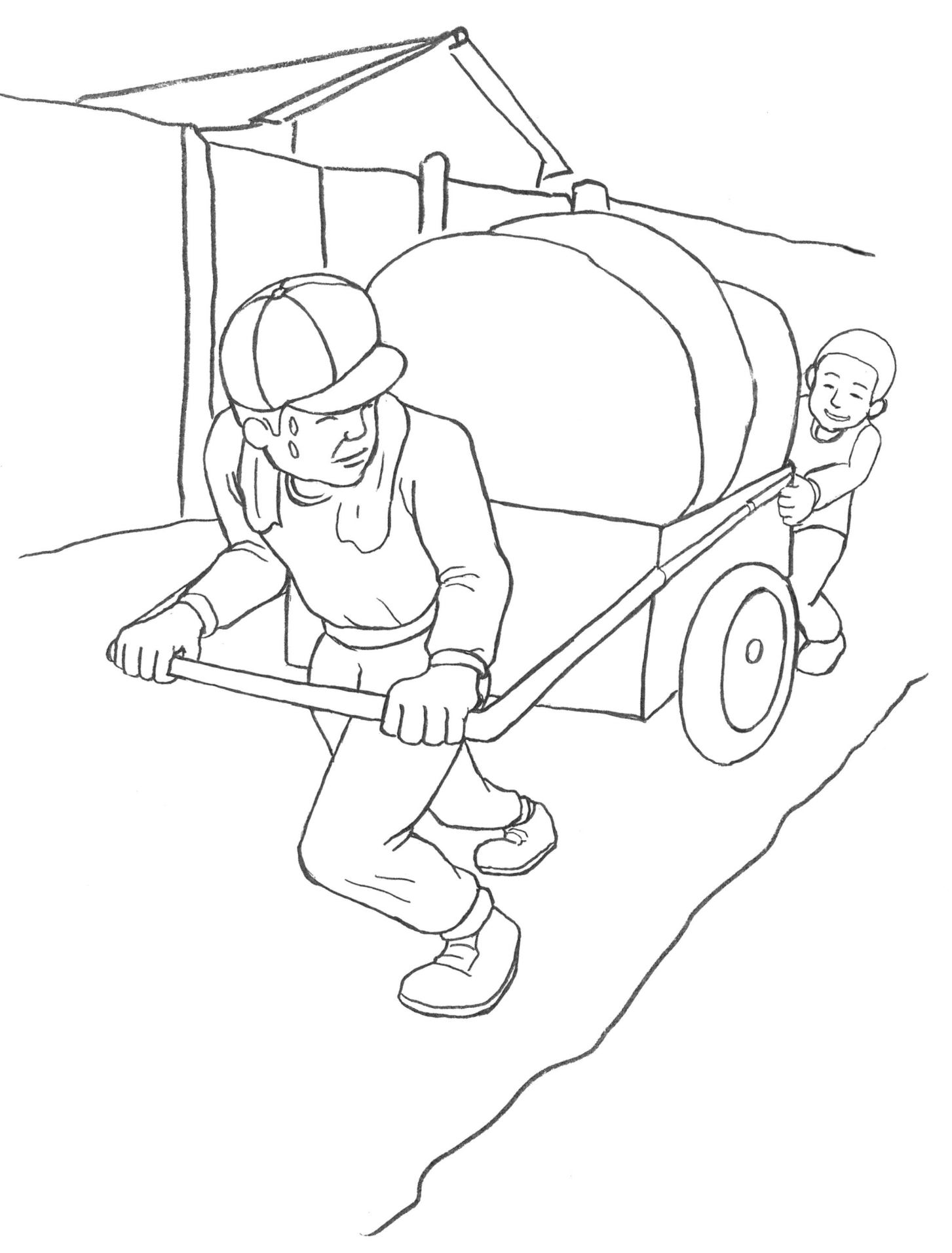

여름 피서

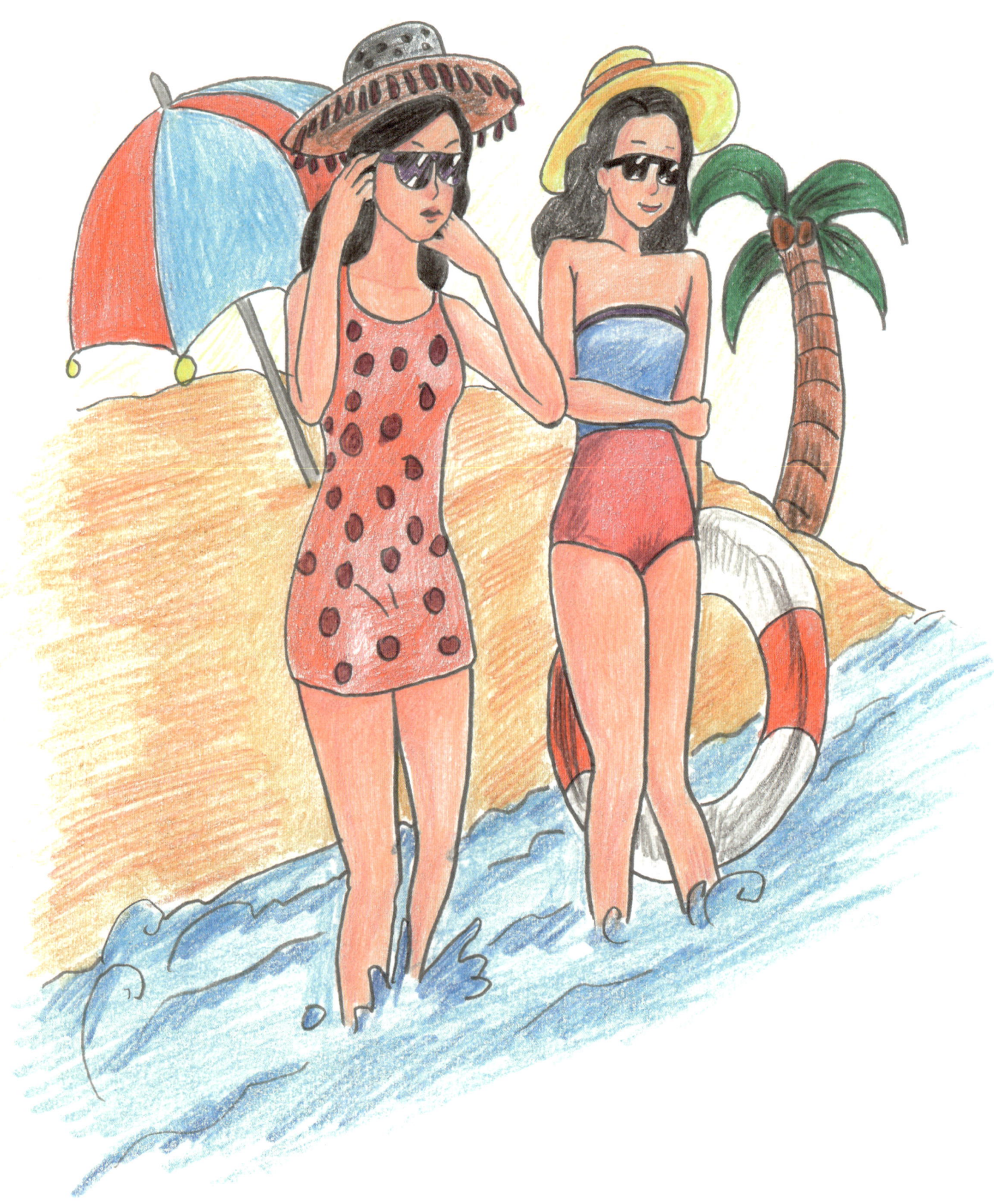

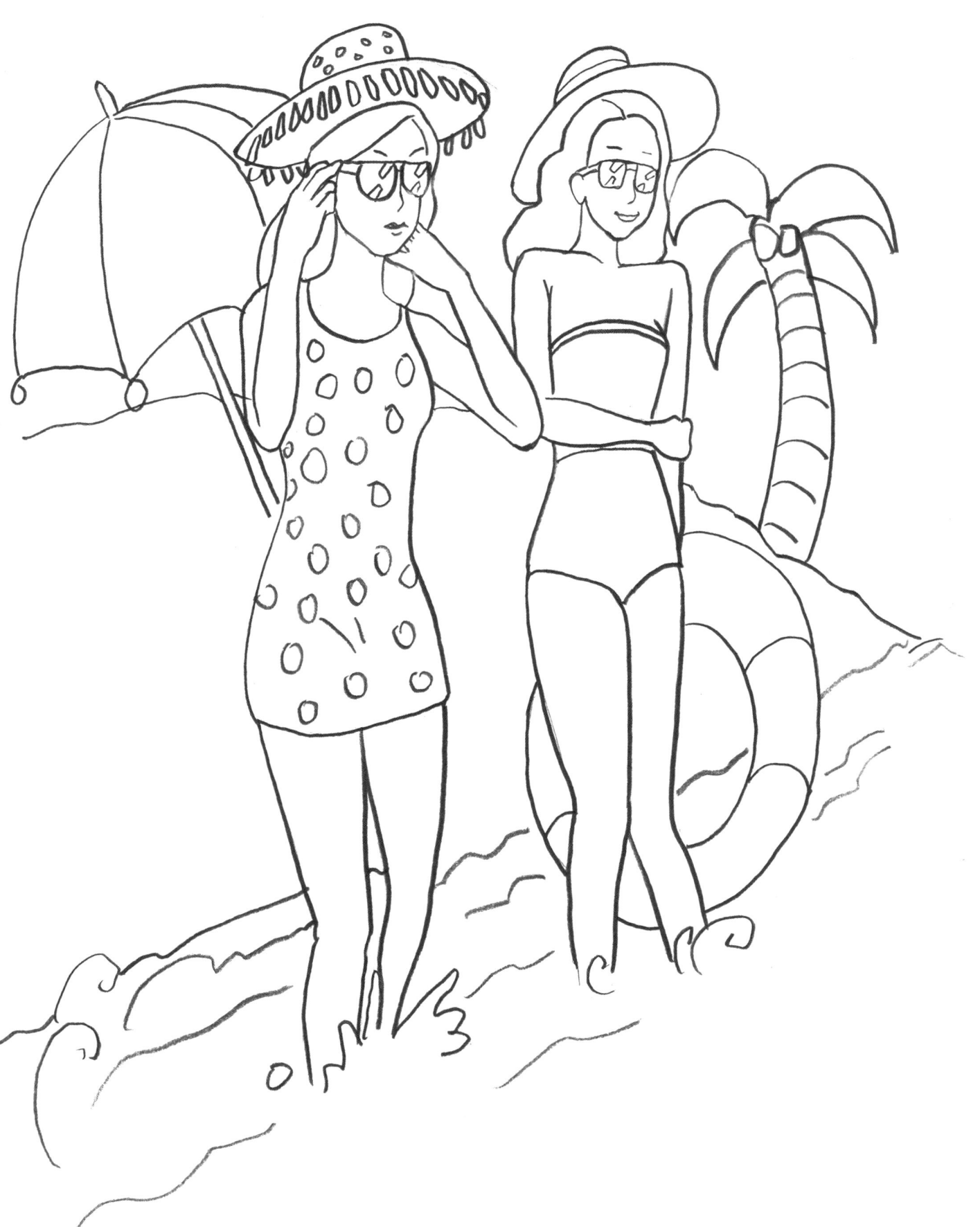

그 시절 어느 봄날

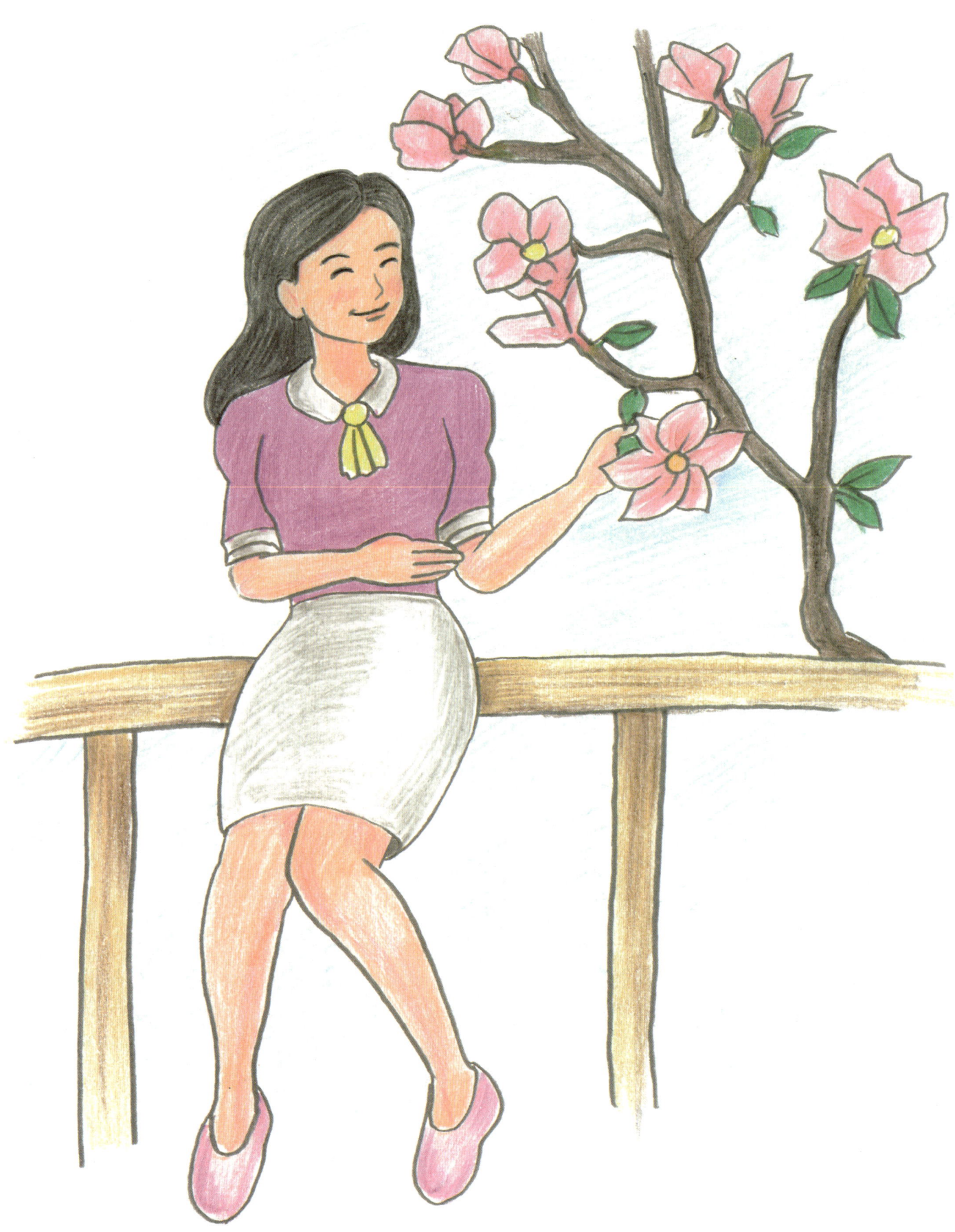

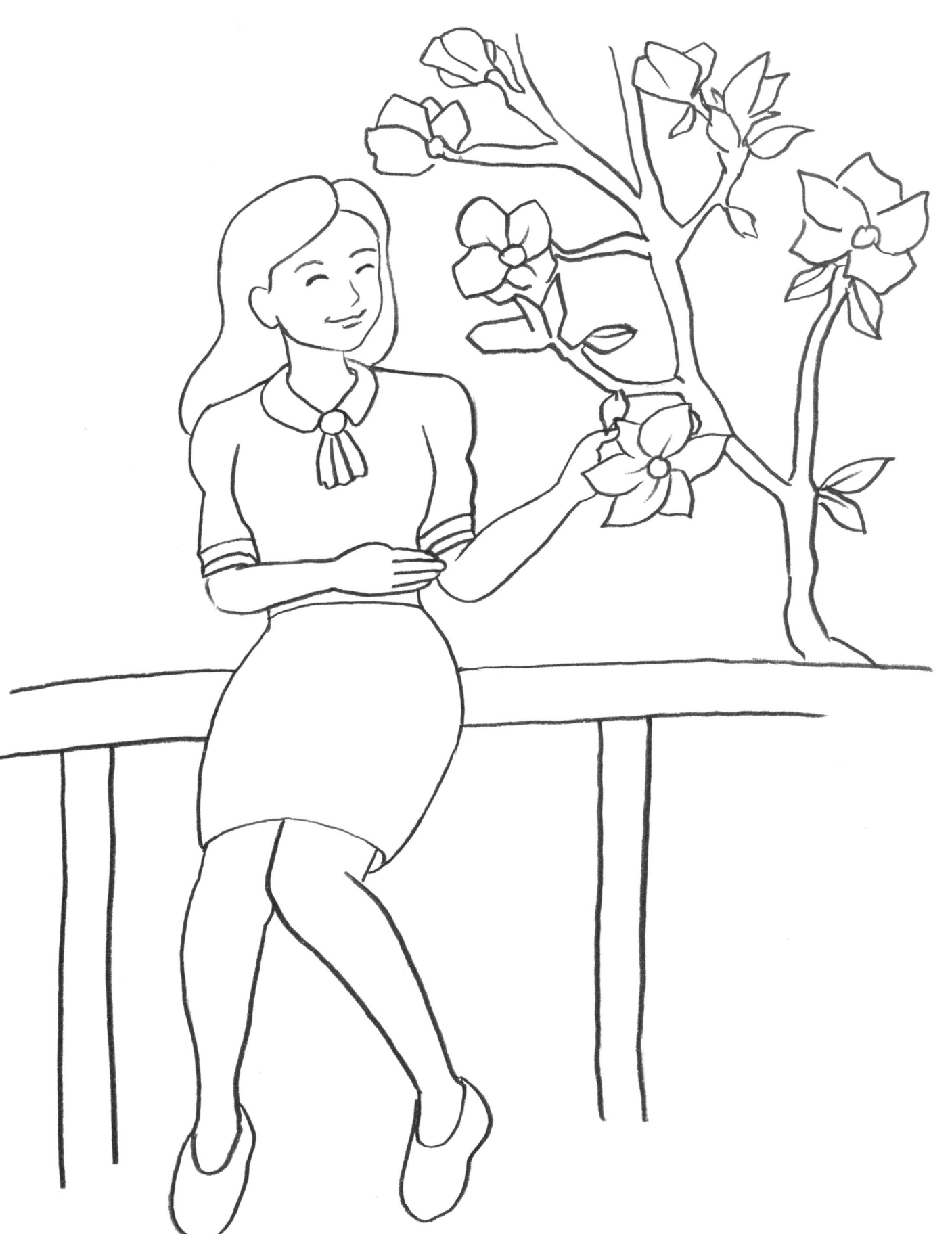

그시절 다방

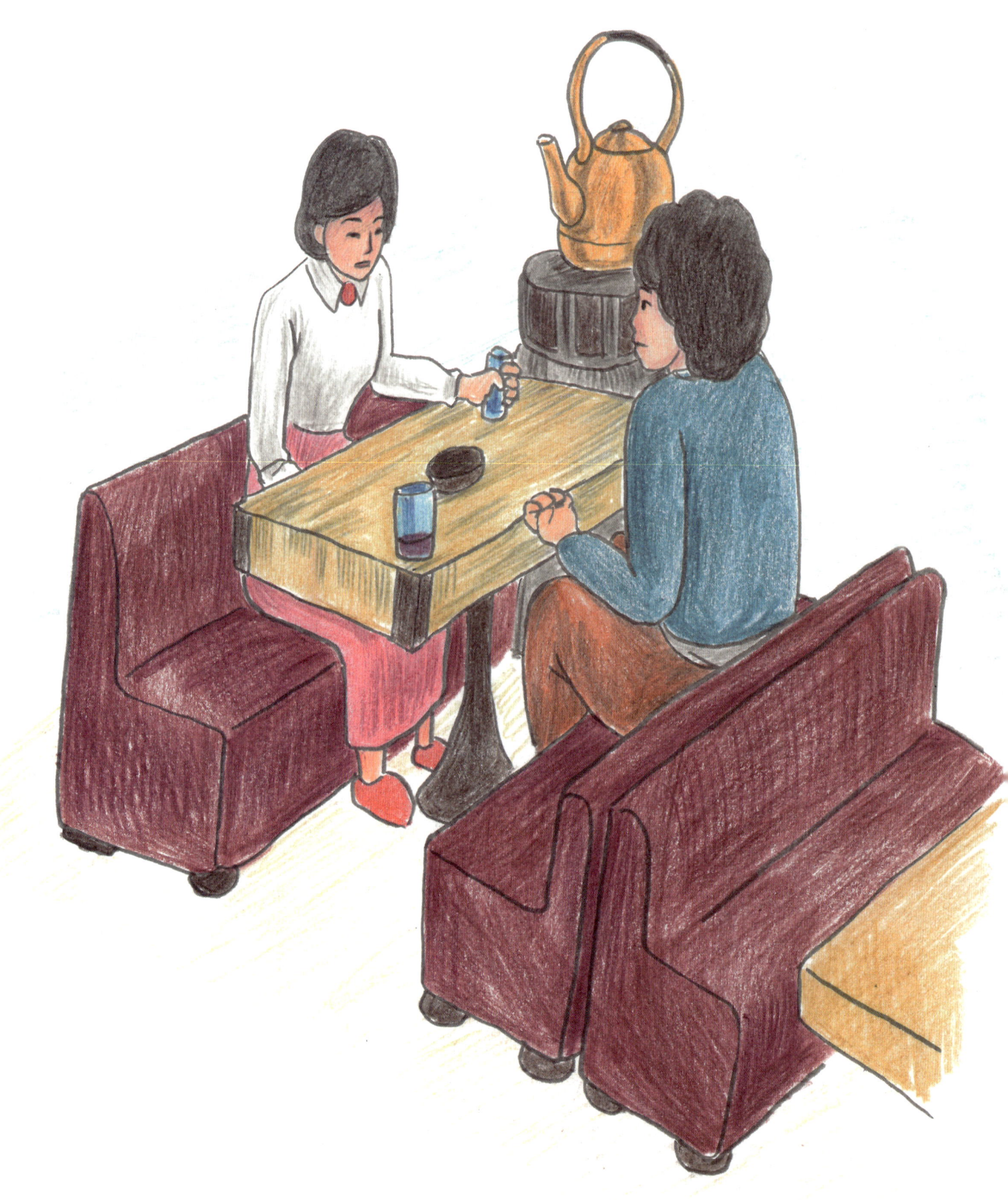

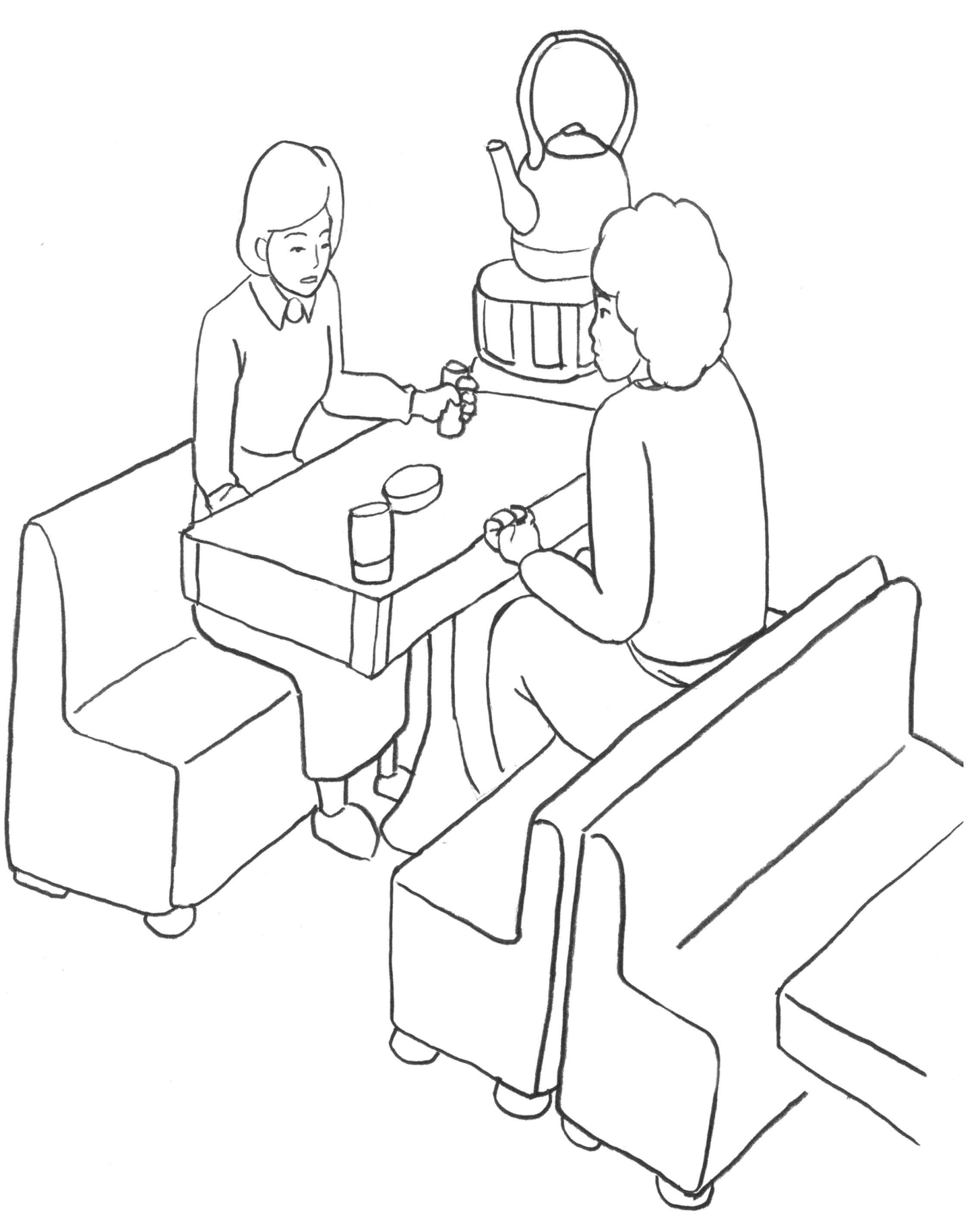

음악다방 DJ

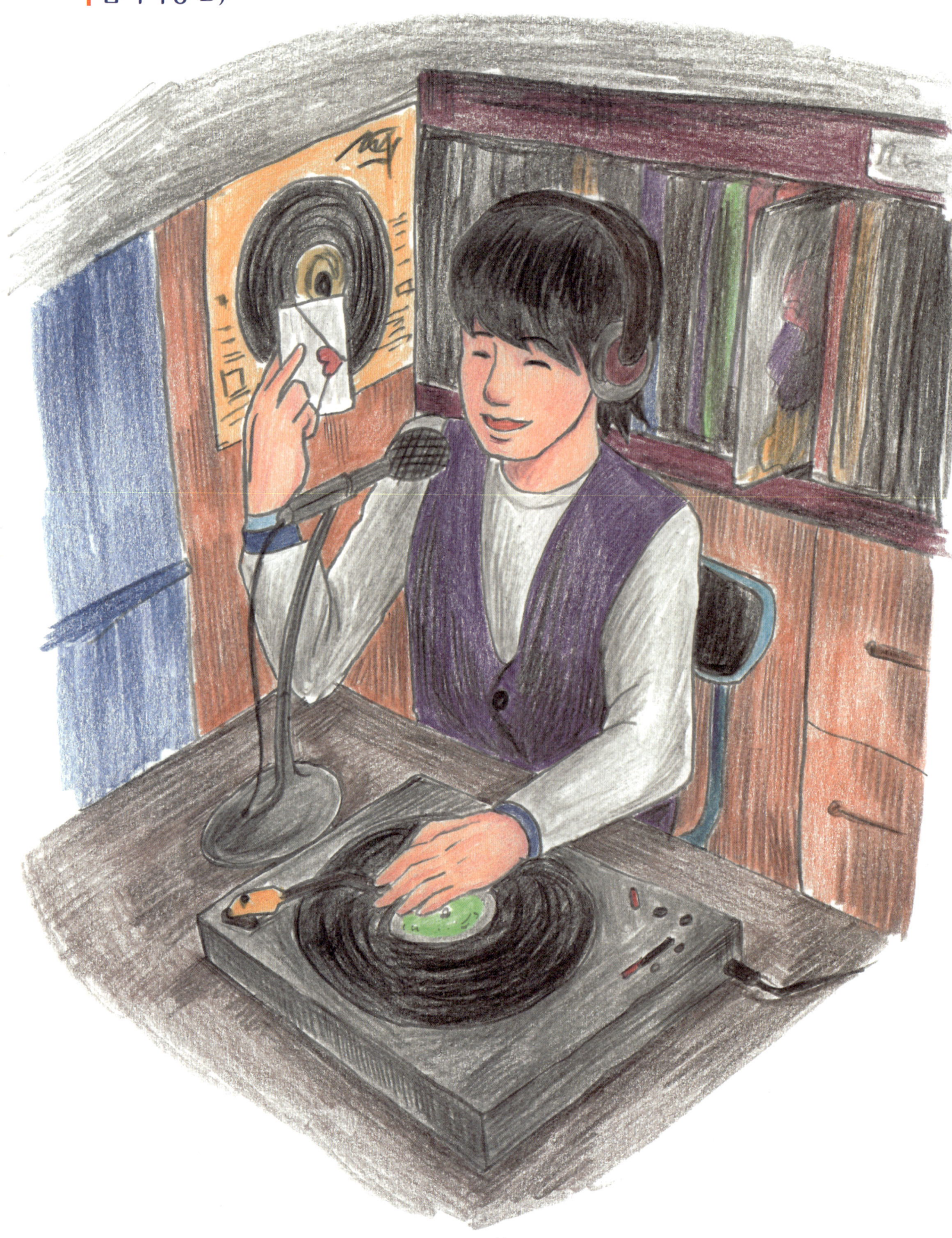

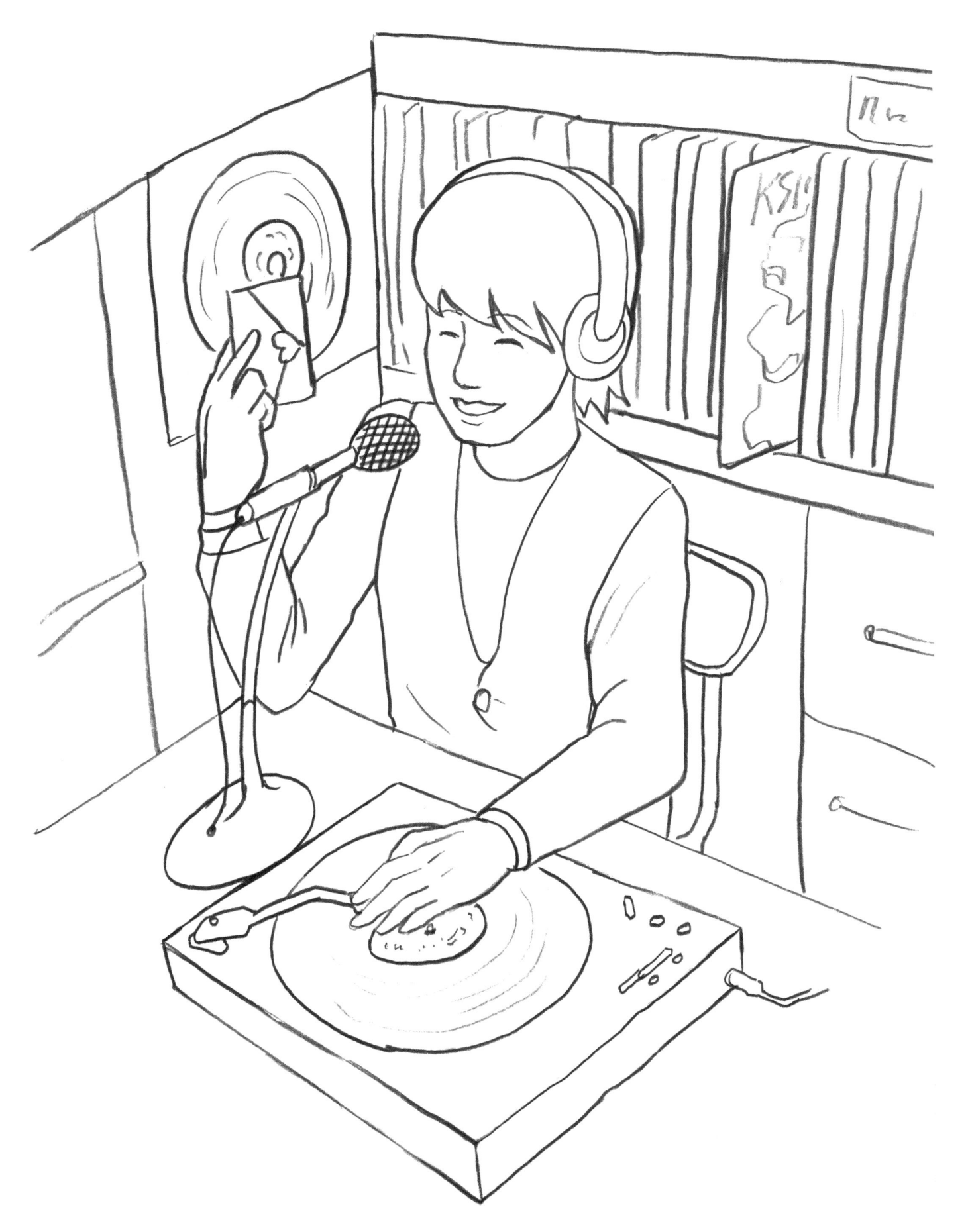

쌍쌍파티

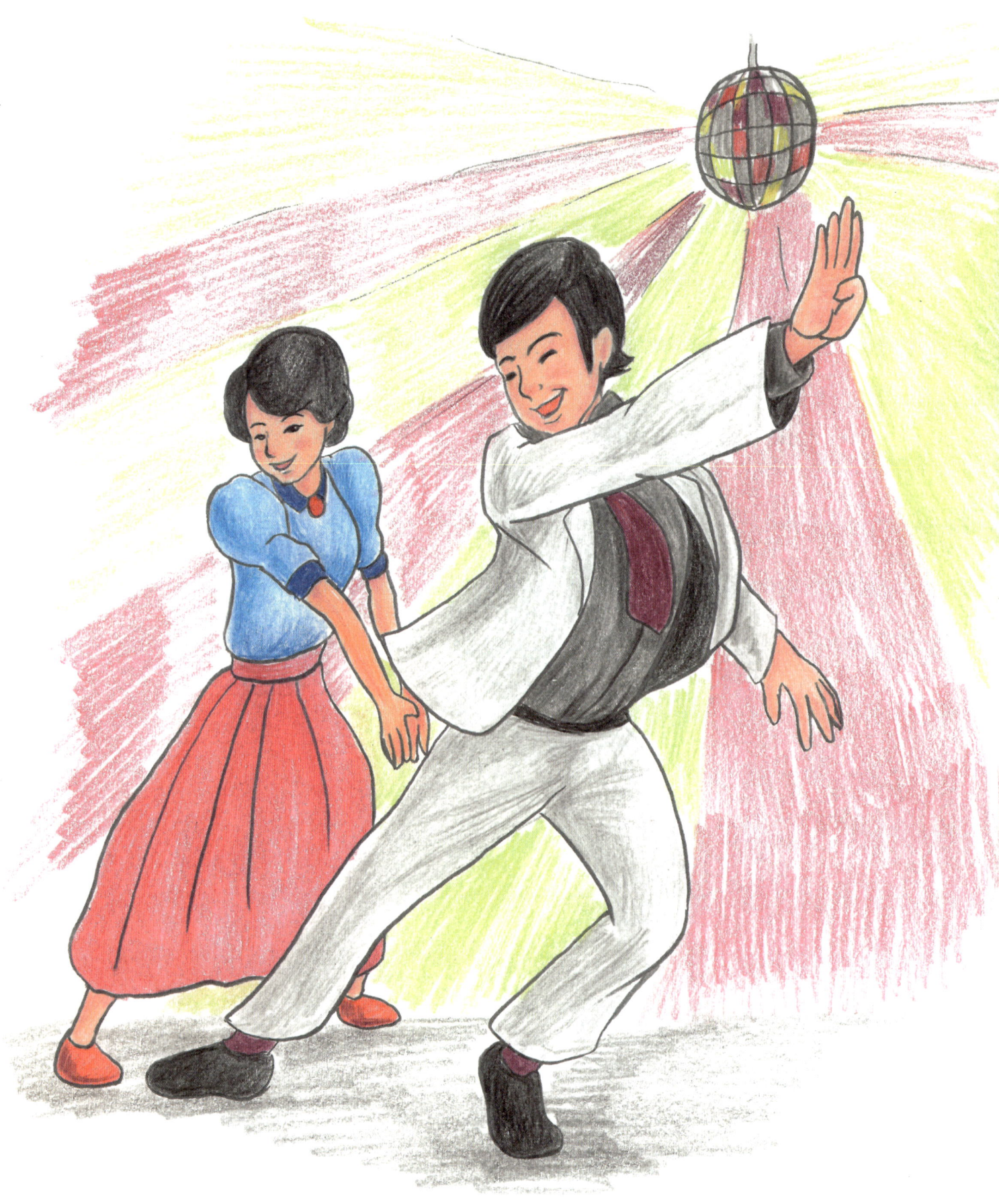

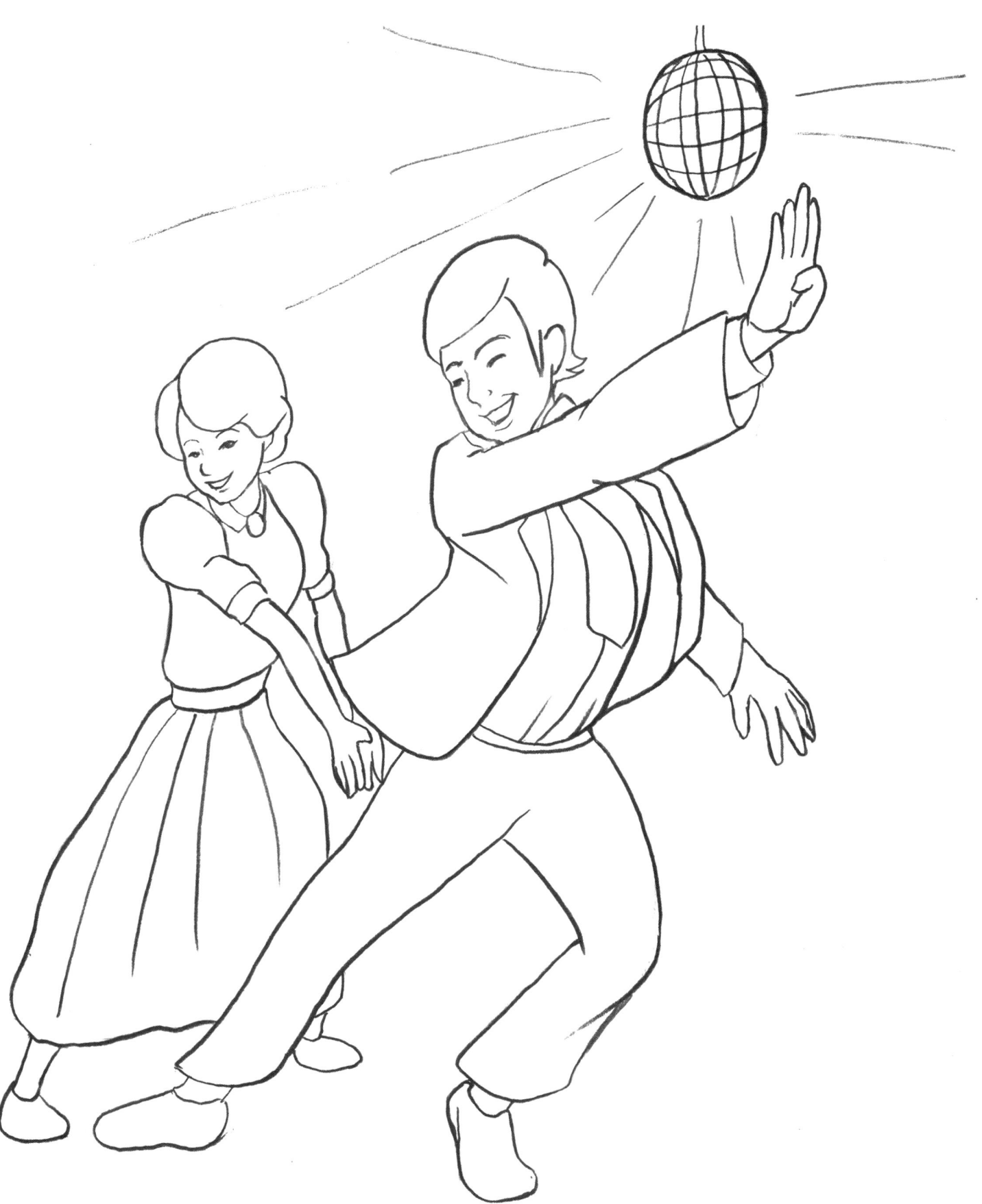

기찻길 데이트

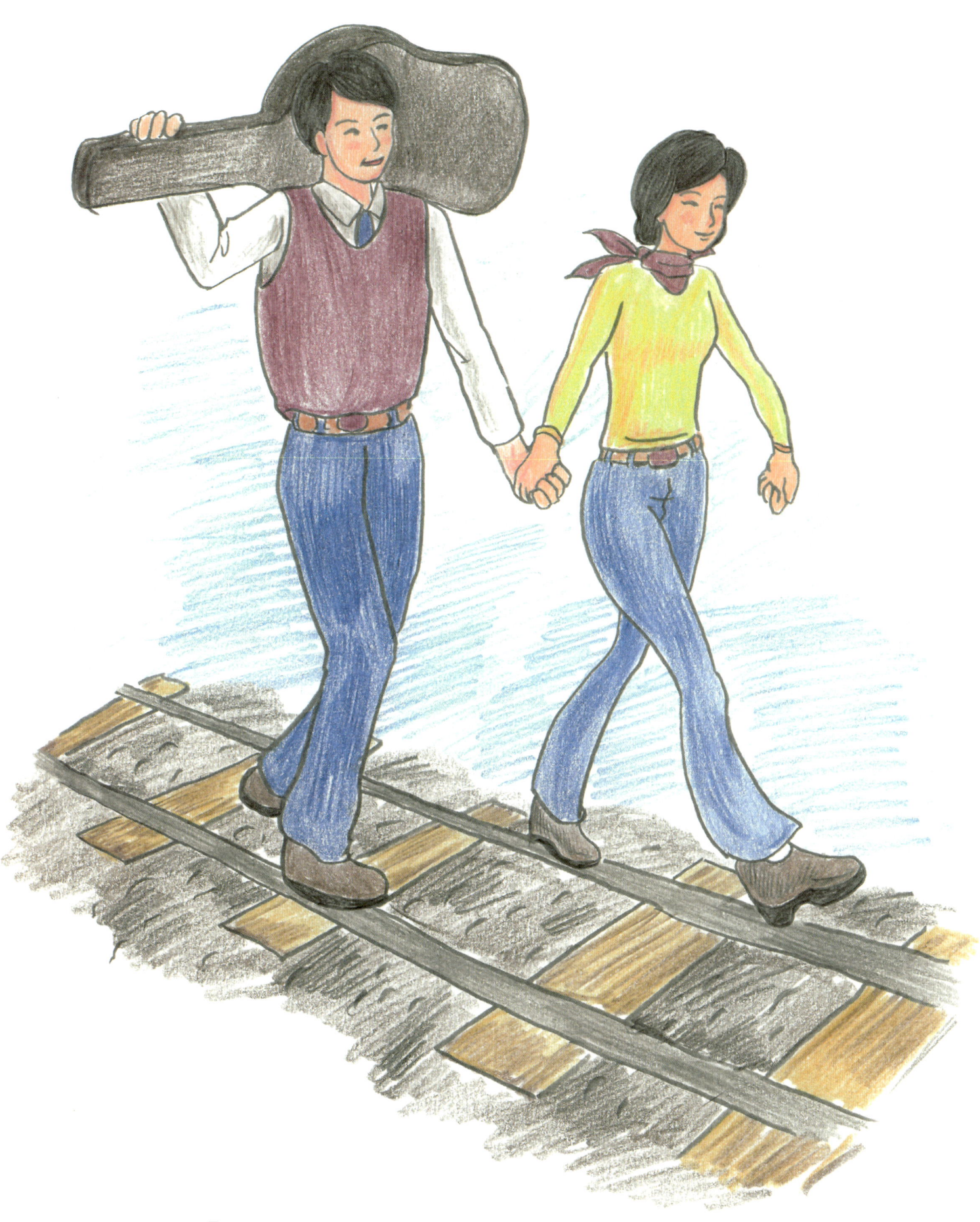

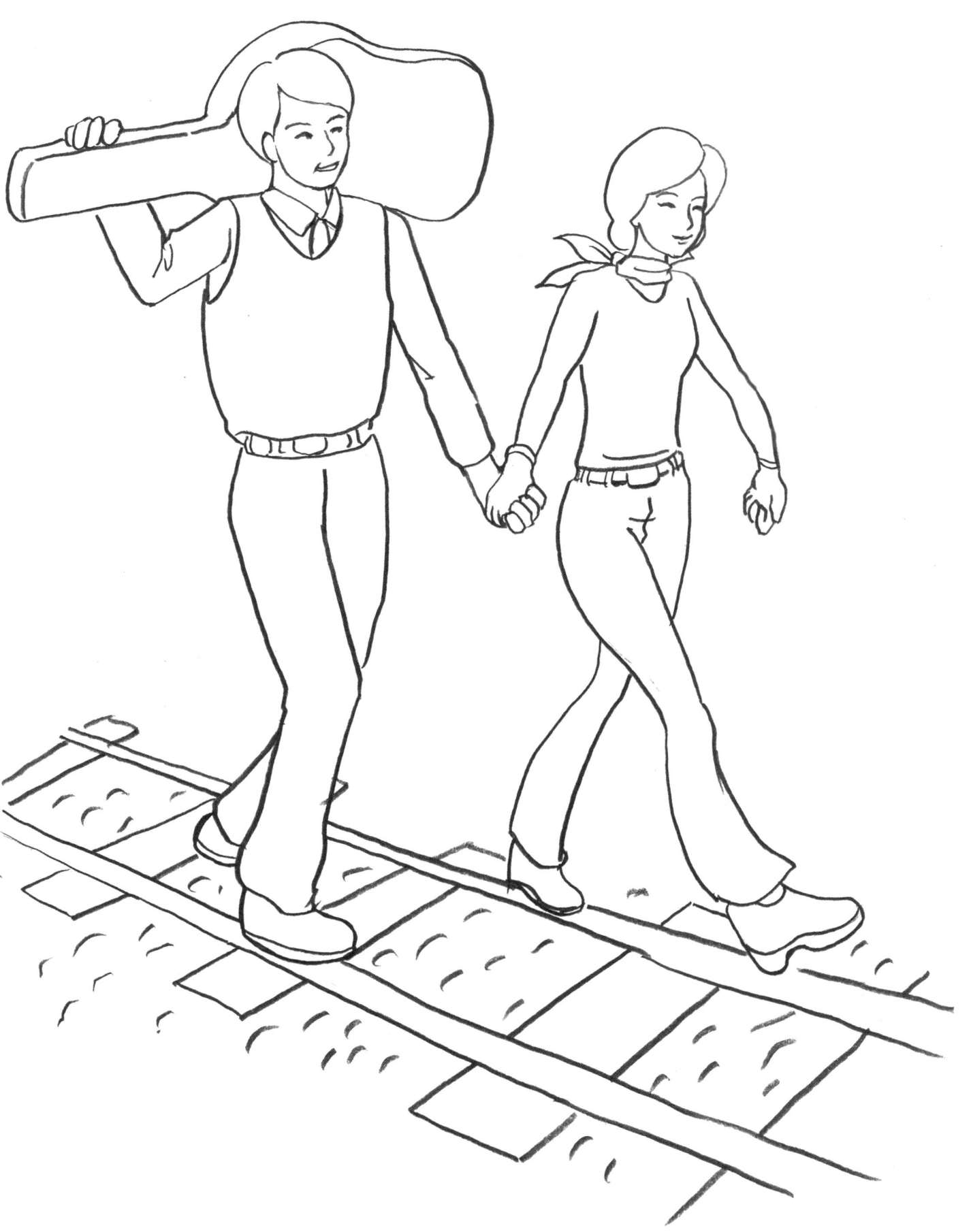

결혼 사진

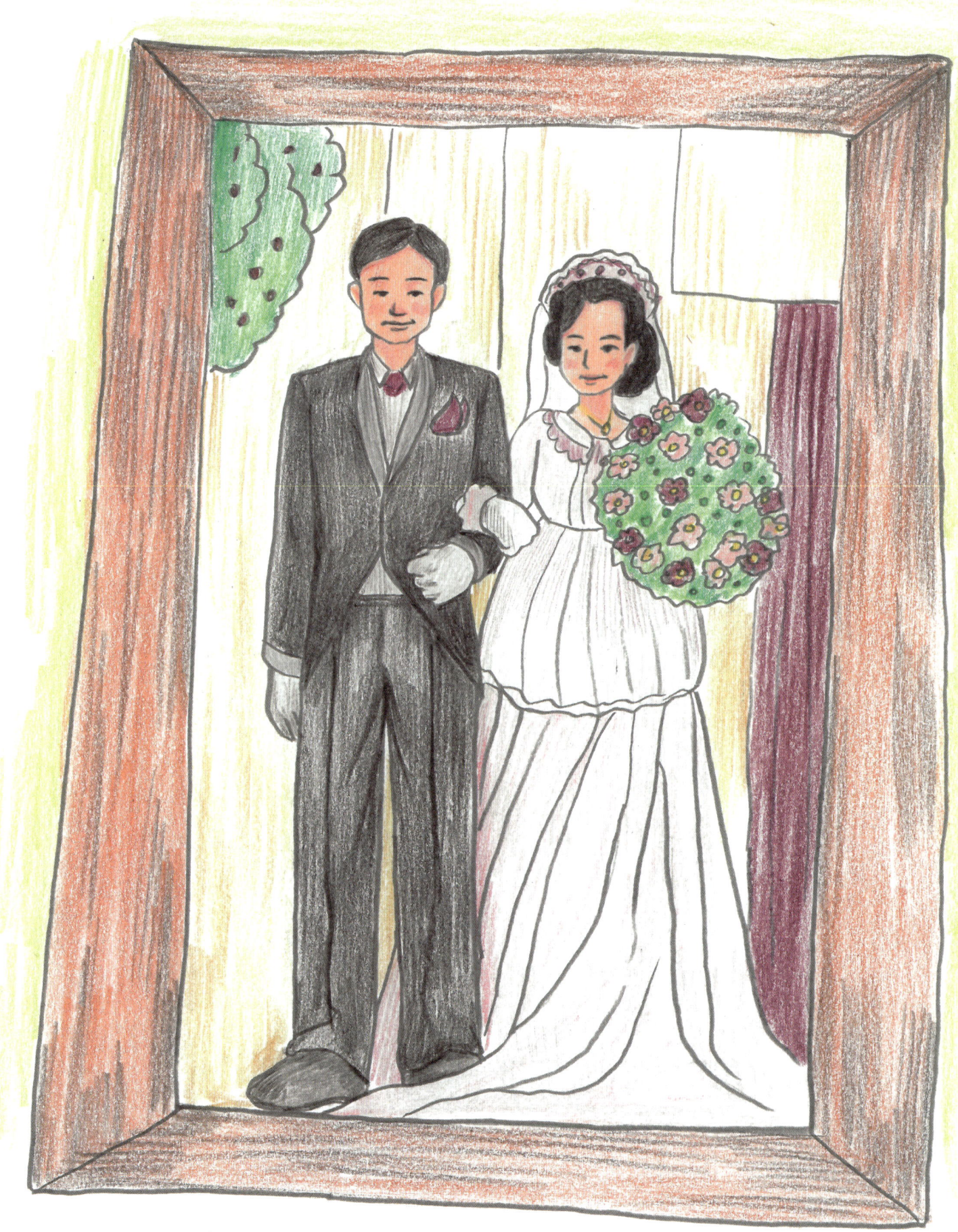

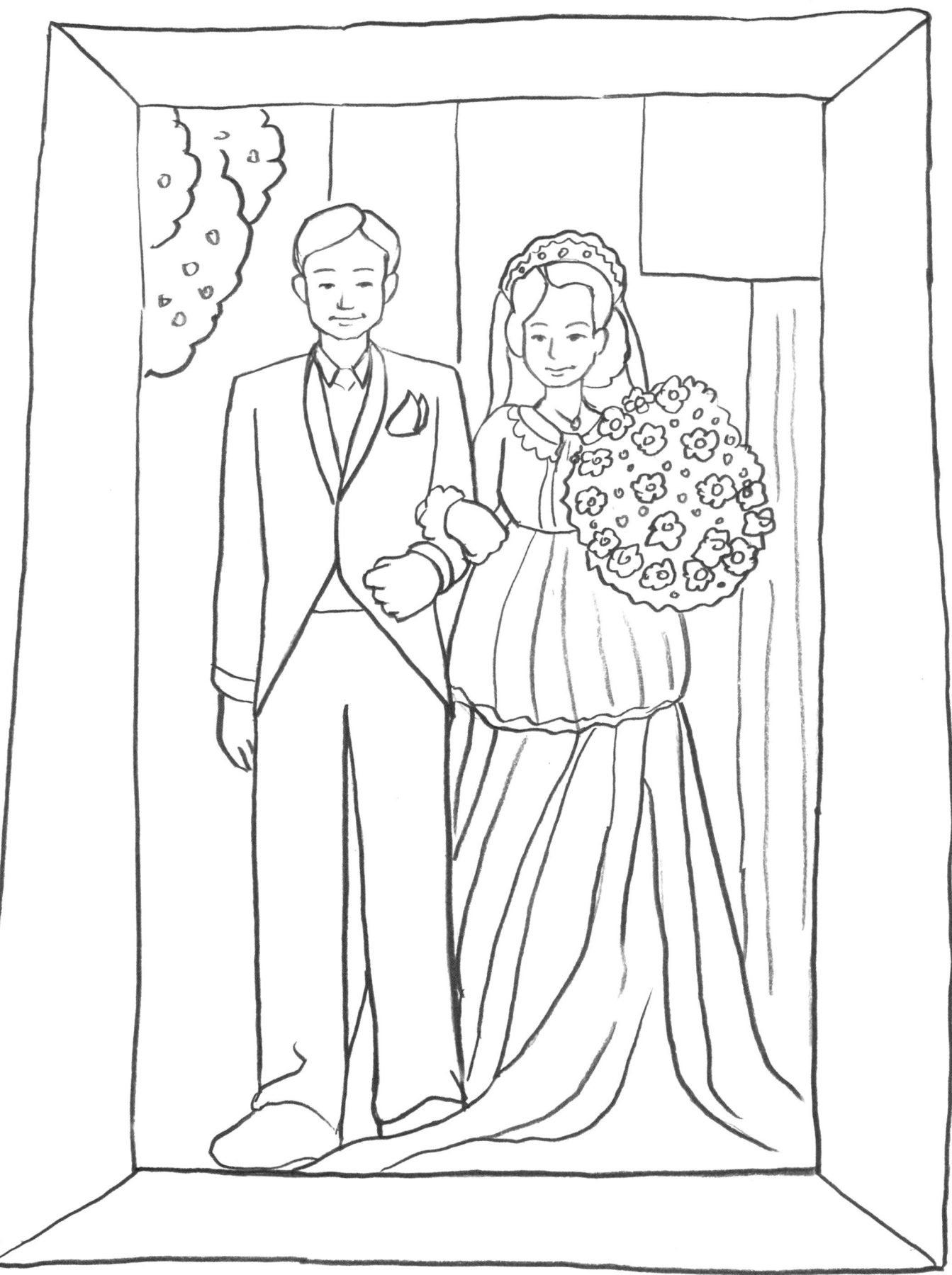

어르신 기억력 강화를 위한

색칠공부
그때 그시절

발 행 일 : 초 판 1쇄 2022년 12월 1일
　　　　　개정판 2쇄 2024년 11월 10일

펴 낸 곳 : 지오마노아
펴 낸 이 : 박 지 호
그　　 림 : 오 선 진
출판등록 : 2022년 11월 24일
쇼 핑 몰 : https://smartstore.naver.com/zio_manoah
주　　 소 : 경기도 안양시 동안구 관양동 954-1, 평촌디지털엠파이어 B124호
전　　 화 : 070.8064.8960
ISBN : 979-11-981093-6-1

가　　 격 : 11,000원

이 책은 저작권법에 따라 보호받는 저작물이므로 무단전재와 복제를 금지하며,
이 책 내용의 전부 또는 일부를 이용하려면 반드시 지오마노아의 서면동의를 받아야 합니다.